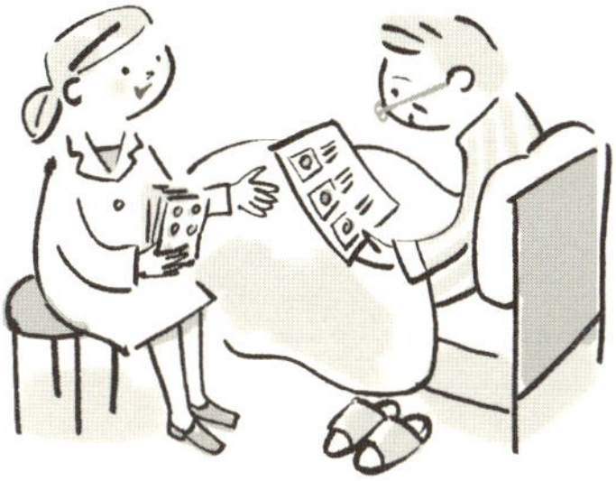

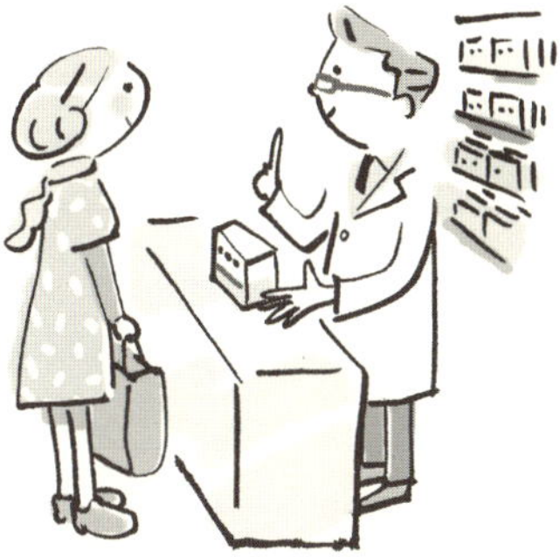

Pharmaceutical Counseling :
a complete introduction to patient counseling
for pharmacy students and practicing pharmacists.

スタートアップ
服薬指導

大井一弥《編著》

髙村徳人　八重徹司　三輪高市　宮村重幸　林 雅彦
岡崎照夫　赤川信一郎　片山歳也　横山 聡《著》

講 談 社

執　筆　者　一　覧　（敬称略、五十音順）

編著者

大井一弥　　鈴鹿医療科学大学薬学部　教授　［Ⅰ-第１章、Ⅲ-第７・第８章］

著　者

赤川信一郎　（株）サンキュードラッグ　店舗運営部　調剤運営部長　［Ⅲ-第３章］

岡崎照夫　（株）サンキュードラッグ　［Ⅰ-第２章］

片山歳也　四日市羽津医療センター薬剤科　副薬剤科長　［Ⅲ-第２・第６章］

髙村徳人　九州保健福祉大学薬学部　教授　［Ⅲ-第５章］

林　雅彦　鈴鹿医療科学大学薬学部　教授　［Ⅲ-第８章］

宮村重幸　国家公務員共済組合連合会　熊本中央病院薬局　薬局長　［Ⅲ-第１章］

三輪高市　鈴鹿医療科学大学薬学部　教授　［Ⅱ-第３章、Ⅲ-第９章］

八重徹司　鈴鹿医療科学大学薬学部　教授　［Ⅱ-第１・第２章、Ⅲ-第３・第４章］

横山　聡　岐阜薬科大学薬局薬学研究室　助教　［Ⅲ-第７章］

注　本書の内容は、薬剤情報すべてを網羅するものではありません。また、薬剤の情報は常に変化しています。薬剤の実際の使用に際しては、添付文書などを十分ご確認のうえお取り扱いください。
本書に記載されている商品名などは一般に各社の商標または登録商標です。
薬剤名（一般名）については、基本的に正式名称を記載していますが、図表内の薬剤名については適宜、省略した名称で記載していることもあります。

はじめに

本邦では、出生率が年々低下し、急速なスピードで超高齢社会が進み、2055年には全人口の4割が65歳以上の高齢者になると言われています。

近年、国民の医療費は増加の一途をたどり平均寿命も延びていることから、年齢の増加と共に薬の服用率が高くなり、必然的に重複受診や多剤併用による副作用の問題が多くなってきています。

薬剤師は、長い歴史の中で患者に薬の効き方や副作用および保管方法などについて服薬指導を行ってきました。しかし、患者の年齢層の幅が広がり、医薬品情報も多様化し、その一方で新薬の開発や後発医薬品の推進が一層加速しており、服薬遵守が期待できる服薬指導のスキルアップが求められています。多くの患者は病気が悪化せず、早く良くなりたいために薬を服用していますが、そのためにも服薬指導は、患者の薬の理解を深め、納得した服用を保障するものでなければなりません。

当然、薬学部の学生は、講義や演習で服薬指導の手法を学んでいますが、医療現場の患者は様々であり、患者対応に苦慮する場面に多く遭遇します。

本書は、新人薬剤師や実習生を主な読者対象として、服薬指導を行うために押さえておくべきポイントをまとめ、薬局や病棟でどのような患者に対してもスムーズに対応できることに配慮した内容に仕上げることができました。

本書を手に取った読者は、きっと自信を持って服薬指導に臨むことができ、こういう書籍が欲しかったという感覚が強く生じ、友人や同僚にも薦めていただけるものと確信いたします。

最後になりましたが、本書の企画・作成にあたり、終始意欲的に御協力をいただきました講談社サイエンティフィク第一出版部　国友奈緒美部長には、深く感謝いたします。

2012年4月

大井一弥

スタートアップ服薬指導　目次

Part I　服薬指導の基本と心得

第1章　薬剤師と服薬指導

第2章　一般用医薬品（OTC医薬品）の服薬指導

PartⅡ　患者別服薬指導

第1章　小児

第2章　妊婦・授乳婦

第3章　高齢者

Part Ⅲ　疾患別服薬指導

第1章 循環器

第2章 呼吸器

第3章 消化器

第5章 免疫・骨・関節

第6章 感染症

ブックデザイン――安田あたる
カバーイラスト――角口美絵

Part I

服薬指導の基本と心得

服薬指導は、薬剤師が行う業務の中で最も重要であると言えます。薬剤師は、患者と良好な関係のもとで患者の話をよく聞き、各々の患者が求めている薬の服用方法や管理方法などのアドバイスを行わなければなりません。患者の年齢や性格に応じた対応を心がけ、確実に伝えることができる服薬指導を実践しなくてはなりません。

第1章 薬剤師と服薬指導

1.1 服薬指導とは

薬剤師は、患者に安全で不安を生じさせない薬物治療を提供するために、調剤した医薬品について適切な説明や指導を行わなければなりません。これを服薬指導といいます。

服薬指導は、一般的に保険薬局では薬局カウンターで行い、入院患者であればベッドサイドで行います（**図 1.1**）。

服薬指導の内容は、薬の効き方、副作用の可能性、使用法の注意点、保存方法などの情報提供を行います。また、治療管理の面から、重複受診や一般用医薬品の服用の有無なども聴取し、相互作用による副作用発現から患者を守ることも重要です。また、患者は、小児、妊婦、高齢者など年齢に幅があり、現病歴や既往歴など背景もさまざまですので、どの患者にも同じ対応をするのではなく、患者に応じた工夫した指導を行わなければなりません。つ

図 1.1　さまざまな服薬指導の対象者

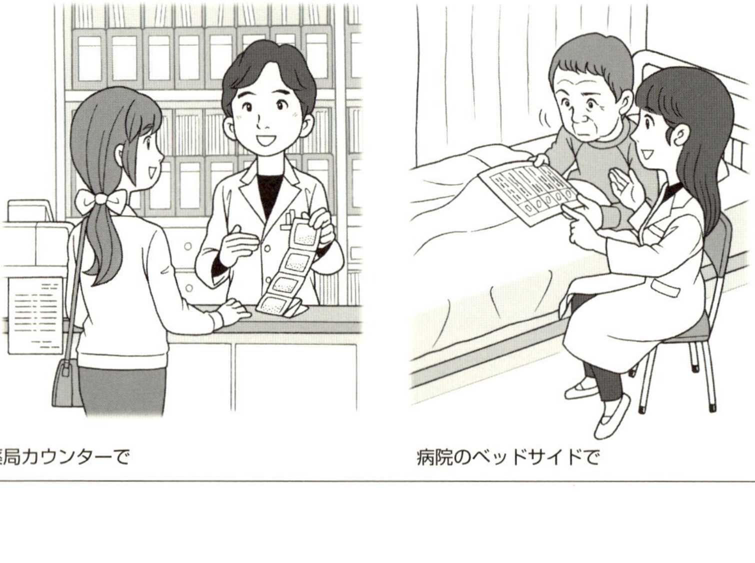

薬局カウンターで　　病院のベッドサイドで

まり、伝えたいことをすべて説明するだけではなく、患者が今、どのような心理状態で、薬剤師に何を求めているのかを見ながら、服薬指導を行わなければなりません。

また､患者が指示通りに服薬しているのか確認することも大切です。通常、医師は、処方した薬が指示通りに服用されていることを前提に治療を進めていきますが、実際はそうでもないこともあります。患者が薬剤師の説明を聞いてどれだけ納得しているのか、正しく伝わっているのか、これらに気を配りながら正確に行われた服薬指導こそが、服薬遵守の維持･向上につながり、薬物治療に好影響をもたらします。

1.2 さまざまな患者と向き合う

A. 病態や性格による患者心理の違い

薬局での服薬指導を想定して考えてみましょう。患者が処方せんを持っている場合、その処方せんを手にするまでの経緯を考えてみます。

その患者が病院を受診した理由は、

・身体のどこかに異常を感じた

・健康診断・人間ドックで異常を指摘された

・受診を勧められた　の３つに大別されます。

そして、受診の結果、治療の必要がある、もしくは、治療の必要がないに分けられます。

例えば、胃が痛く、医療機関を受診したとします。そして検査が必要と判断されると、まずは胃バリウム検査、胃カメラなどが行われます。その検査の結果として、大きく分けて以下の４つのパターンが考えられます。

①処方なし

②胃炎（患者心理として深刻に感じない場合）

③胃炎（患者心理として深刻に感じる場合）

④胃がんの疑い（患者心理として深刻）

病院に行く前は不安な心理状態であっても受診を受け､診断が下ることで､不安が解消される患者もいれば、不安が増強する患者もいます。①～④の患者の心理を考えてみます。

図 1.2　患者の心理状況を考えた服薬指導を行う

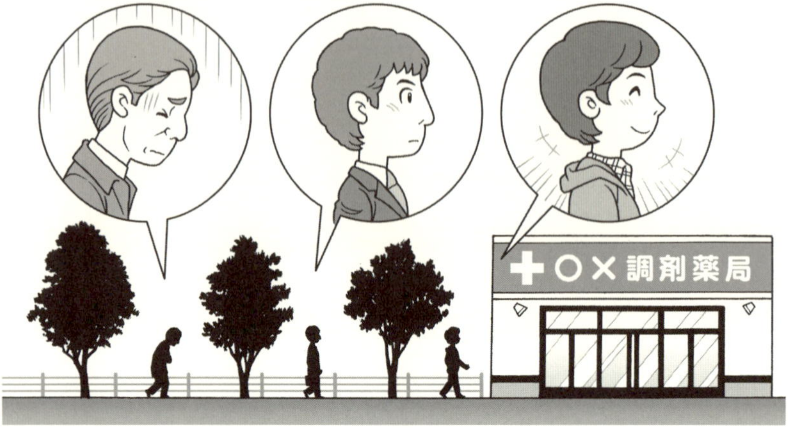

▶薬局に来る患者の心理状態は、さまざまである。

①**処方なしの場合**：胃に明らかな病変がないという不安から逃れたといえます。投薬がなくてもげっぷや胃部不快感がある、つまり、機能的な問題を抱えているような場合には、一般用医薬品（健胃・消化薬）の対応でも可能です。

②**胃炎（患者心理として深刻に感じない場合）**：胃炎をどうとらえるかは、患者次第ですが、病気を多く経験していたり、受診前にがんなどの重大な病気ではないかと不安に思っていたならば、「胃炎でよかった」「それほど重い病気ではなかったので安心」だという心理状態になります。

③**胃炎（患者心理として深刻に感じる場合）**：一方で、病気の経験があまりないか、病気になること自体で不安感が増す（たとえば、神経質な性格）患者であれば、たとえ胃炎であって胃粘膜保護剤の処方でも、不安を抱えたままでいます。

④**胃がんの場合（患者心理として深刻）**：がんは、死亡原因の第1位であり、3人に1人の割合で罹患すると言われています。早期発見で完全に治癒する場合もあれば、がん腫によっては余命が短い（予後不良）場合もあり、病態や進行度などによって一概には言えません。いずれにしても、もともとの性格も左右しますが、不安感はさらに増強します。

図 1.3　怒る患者

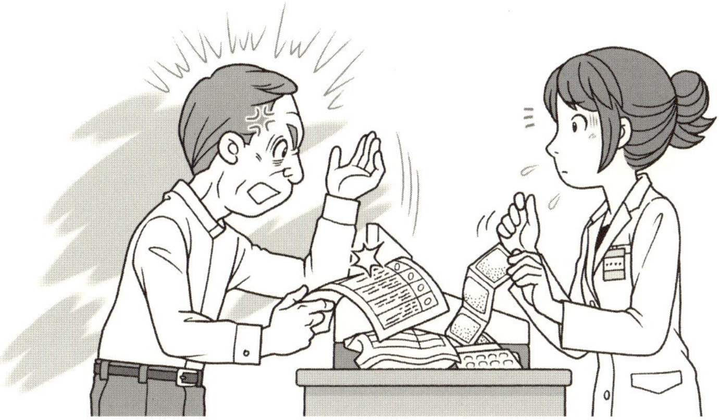

▶服薬指導の最中に、患者が怒りだすこともある。

このように、患者が薬局で投薬を受けるときの心理状況はさまざまです（**図 1.2**）。また、病状だけでなく、患者の生活状況や患者の特性が、服薬に関する説明を受け入れやすいか、どうかに影響を及ぼすことがあります。患者の日常生活のすべてを把握することは困難ではありますが、患者の病状や生活状況、特性に応じた服薬指導の適応性が薬剤師に求められているといえます。

B. 怒る患者

服薬指導をしているときに、患者が怒りだすことがあります（**図 1.3**）。服薬指導とは、服薬を正確に行う手法を患者に伝達し、副作用など不利益が生じた場合、迅速に連絡してもらうことに対して理解を得るための交渉ともいえます。しかし、交渉は必ず成立するとは限らず、時には決裂が生じることも念頭におく必要があります。このようなとき、患者は薬剤師に対する不信感が増強し、その感情が「怒る」、「怒鳴る」というような行為として表面に出てくるわけです。

病んでいる患者は、病気に対する不安や体調の悪さなどもあり、コミュニケーションが取りにくなる場合が多いことも事実です。患者が怒った場合、怒った原因を追求し、直近の対応に原因があれば迅速に対応することで解決へと向かいますが、長期の医療不信が根底にある場合、他の薬剤師や医療スタッフの助言や指導を受けながら、事例を解決していくことも考える必要があります。人と人の間には、必ず相性があるため、担当薬剤師が変わることで功を奏することがあります。

C. 患者に応じて伝える内容を考える

薬剤師が服薬指導を通して伝えたいことが、必ず患者に伝わるとは限らないことに留意しなければなりません。例えば、薬が初めて投薬される患者では、薬剤師の説明に耳を傾ける可能性は高いかもしれません。しかし、現在では、慢性的な疾患も多く、何年も同じ薬を服用する患者が増え続けています。そのような患者には、前回の投薬から生じた新しい医薬品の情報提供、患者の疾患に関連した医療情報など、患者に有益と考えられる情報を必要に応じて指導の中に盛り込む工夫が必要です。

慢性疾患を患う患者は何の薬を服用しているかは通常認識しており、服用薬による副作用の発生などのマイナス面の情報は気になります。服薬指導という用語から、薬剤師によっては、患者を指導するという点に固守するあまり、「あれをしてはいけません」、「これに注意してください」、ということだけの説明に終始してしまうことがあります。しかし、服薬指導の重要なポイントの1つは、その副作用などのリスクが起きたときにどうすべきかの情報を与えることにあります。

例えば、抗リウマチ薬では、投与初期に注意しなければならない副作用に間質性肺炎があります。しかし、添付文書上、間質性肺炎に注意すべき薬剤は抗がん薬をはじめとして相当な数に上るため、服薬指導では、漫然とした説明になりがちです。

しかし、免疫力が弱っている高齢者や、成人でも小さい頃から病気を重ねてきた患者では、発症する可能性は決して低いものではなく、起きたときの対処法を指導しておくことが、生死に影響するといえます。

間質性肺炎は何か月もかけてゆっくり進行するものではなく、24時間という短時間で重篤化します。例えば、金曜日の午前中診察を受けて、その際に間質性肺炎の兆候がなくても、その直後から息苦しくなってくることがあります。土、日は病院が原則、休日対応のため、我慢強い患者であれば、月曜日まで待とうという心理が働くかもしれません。

この場合に薬剤師が、患者に少しでも息苦しいと感じたらすぐに医療機関に連絡するように指導したかどうかで、患者の生死を分けてしまうことがあります。日本特有の「少し様子を見ましょう」は、よいこともありますが、状況によっては、即座に対応しないと、取りかえしのつかないことがあります。このことを患者に認識させることは、服薬指導の肝といえます。

1.3 服薬指導の方法

A. 服薬指導のプロセス

①まず服薬指導を行う際に、医療人として望ましい態度を心がける必要があります。

・薬剤師は清潔な白衣を着用し、派手な染髪はしない（身だしなみ）

・明るい表情を心がけ、視線を合わせ、話しかけやすい態度に努める
　→忙しそうに振舞わない（態度）

②患者を前にして

・あいさつ、自己紹介をする

・患者の名前をフルネームで確認する

③話し方、会話の進め方：どの段階でも積極的な傾聴と共感的な態度に努める

・ていねいな言葉で、専門用語の使用は避ける（敬語の使用を原則とする）

・適度な声の大きさ・音調で話し、信頼できる薬剤師と思わせる

・会話の主導権をもっても、一方的に話を進めない

・話の途中で質問や疑問の投げかけができるように、会話の流れが自然になるように努める

・定型的ではなく、患者に応じた適切な用語を用いた指導を行う（**図 1.4**）

・患者が指導内容を理解し、納得したかどうかを確認する。最後に質問や言い忘れがないか尋ねる

④最終的に

・患者は漠然と薬や病気の怖さを認識している。薬剤師は正確な医薬品情報を提供することで、患者の不安や問題の解決に努める必要がある

・長期的な投薬が増えているため、薬の疑問や副作用が生じたときに薬剤師に連絡できるような関係・体制を築いておくことが大切

図 1.4　患者に合わせた服薬指導

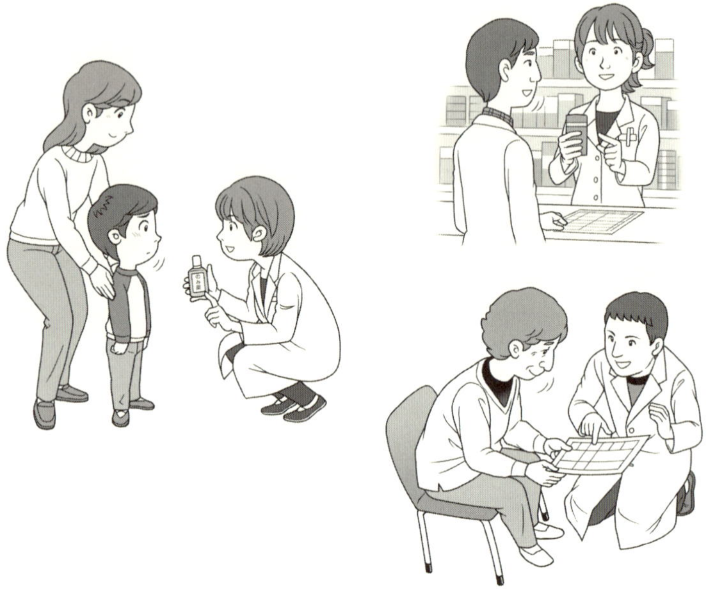

▶同じ内容を伝えるとしても患者に合わせて話し方を変えたり、イラストを使って説明したりする。

その一方で、医療人として望ましくない態度に、

・患者が理解できない専門用語を多用する

・患者のプライバシーや返答に困惑するような質問を投げかける

・患者の話を不適切に中断する

などがあります。

B. 服薬指導の基本項目と配慮すべき患者背景

服薬指導の基本項目と配慮すべき患者背景を**表 1.1** にまとめました。患者の特性や背景はさまざまであり、適切な対応力が望まれます。

C. 薬局薬剤師に必要な来局時の情報収集

病棟薬剤師はカルテから適宜患者情報を得ることができますが、薬局薬剤師は主に面談により、情報を収集します（**図 1.5**）。

表 1.1　服薬指導の基本項目と配慮すべき患者背景

【基本項目】	【患者背景と特性】
・薬の名称 ・薬の効き方（効能・効果） ・服用上の留意点 ・薬の保管・管理上の留意点 ・薬の服用忘れ、過量服用したときの対処方法 ・副作用の初期症状と発現の可能性および対処方法	・小児 ・高齢者 ・妊娠・授乳婦 ・聴力や視力が低下している。障害がある ・嗜好品 ・勤務体制（夜勤など） ・日常生活（独居など）

図 1.5　来局時の情報収集確認事項と注意点（薬局薬剤師）

【はじめに行うこと】
- ①挨拶
- ②フルネームで自己紹介
- ③フルネームで患者確認
- ④来局の目的
- ⑤インタビュー目的と同意

【自覚症状】
- ⑥受診の経緯
- ⑦主な症状（経過、程度、性状、部位）
- ⑧他の症状の有無

【体調の変化から来る不安】
- ⑨患者の体調、気持ち、不安

【疾患と妊娠の有無】
- ⑩既往歴
- ⑪他科・他院・歯科医院受診
- ⑫妊娠・授乳

【副作用・相互作用対策】
- ⑬アレルギー歴（花粉症、食品など）
- ⑭副作用歴
- ⑮現在使用中の薬（一般用医薬品も含む）
- ⑯現在使用中の健康食品、サプリメント

【生活習慣】
- ⑰喫煙、飲酒の有無とその量

【最後の確認】
- ⑱質問や言い忘れがないかの確認
- ⑲後発(ジェネリック)医薬品への変更の希望

さらに服薬指導から得た情報は薬歴簿に保存しておく必要があります（**表 1.2**）。

D. 病棟薬剤師に必要な服薬指導の留意点

病棟薬剤師は、患者が急性期か慢性期疾患であるかによって、服薬指導の内容や行うタイミングについて考える必要があります。

病院で服薬指導する場合は、以下の点にも注意します。

表 1.2　薬剤服用歴管理簿（薬歴簿）に記録すべきこと（保険薬局用）

①氏名、生年月日、性別、被保険者証の記号番号、住所、必要に応じて緊急時の連絡先などの患者についての記録
②処方した医療機関名、保険医氏名、処方日、処方内容などの処方についての記録
③調剤日・処方内容に関する照会の要点などの調剤についての記録
④患者の体質・アレルギー歴・副作用歴などの患者についての情報の記録
⑤患者またはその家族らからの相談事項の要点
⑥服薬状況
⑦患者の服薬中の体調の変化
⑧併用薬（一般用医薬品を含む）の情報
⑨合併症の情報
⑩他科受診の有無
⑪副作用が疑われる症状の有無
⑫飲食物の摂取状況：グレープフルーツジュース、セントジョーンズワート、納豆など 嗜好品：アルコール、タバコなど
⑬指導の要点
⑭指導した保険薬剤師の氏名

表 1.3　薬剤管理指導記録に記載するべき事項（病棟薬剤師）

入院患者氏名、生年月日、性別、入院年月日、退院年月日、診療録の番号
投薬歴、注射歴
副作用歴、アレルギー歴
薬学的管理指導の内容（重複投薬、配合禁忌などに関する確認事項を含む）
患者への指導および患者からの相談事項
薬剤管理指導等の実施日、記録の作成日およびその他の事項
麻薬管理指導加算の算定に当たっては、以下３項目を記載 ①麻薬に係る薬学的管理の内容（麻薬の服用状況、疼痛緩和の状況等） ②麻薬に係る患者への指導及び患者からの相談事項 ③その他麻薬に係る事項
退院後の居宅における薬剤の適正使用に関する指導内容と薬剤情報
退院後の外来診療に基づく投薬または保険薬局での調剤に必要な情報

・患者が相部屋の場合、服薬指導をベッドサイドで行うのか、プライバシーに配慮して別室で行うのかについて決めます。
・がん末期の患者や手術後の入院患者などは、外来患者に比べて、状況としてシビアな問題を抱えている場合が多くあります。患者からの質問に対してあいまいな返答をしたり、解決を先送りにする姿勢は極力避け、チームで情報を共有し、解決していく能動的姿勢が求められます。

また、服薬指導により得た情報は、薬剤管理指導記録に記載して保存し、今後の継続的な指導に活かしていきます（**表 1.3**）。

1.4 服薬指導と環境

A. 明るい雰囲気の環境を提供する

薬剤師は、患者が安心して薬の相談ができる環境を提供する必要があります。その環境として、施設面では照明の明るさ、老朽化していないと感じさせる壁やカーテンを整備し、好感をもたれるような明るい雰囲気作りが重要です。また、薬剤師は、清潔な白衣や髪型など医療人としての身だしなみには、十分に気をつける必要があります。さらに、態度や振る舞いにも注意すべきであり、私は今、忙しいので話しかけないでほしい、話は最小限にしてほしいというような印象を患者に与えると患者の心を開くことはできません。

つまり、外来患者は、医者の診察を受け検査などもすべて終え、会計を済ませ、最後に院内もしくは院外の薬局で薬を受け取り、服薬指導を受けます（**図 1.6**）。

患者は、受診から投薬までのプロセスで不安が生じたり、医療スタッフと意思の疎通ができず不満をもったりしているケースがあります。患者が話しやすい雰囲気を作ることで、患者が心を開き、不安や不満、薬以外の、医療全般の質問を薬剤師に話すことができるようになります。服薬指導を通じて、患者の薬に対する不安を取り払い、安心して治療を受けられるように導くことができます。このように、薬剤師は患者と信頼関係の構築にも努める必要があります。

図 1.6　診察 → 会計 → 薬局

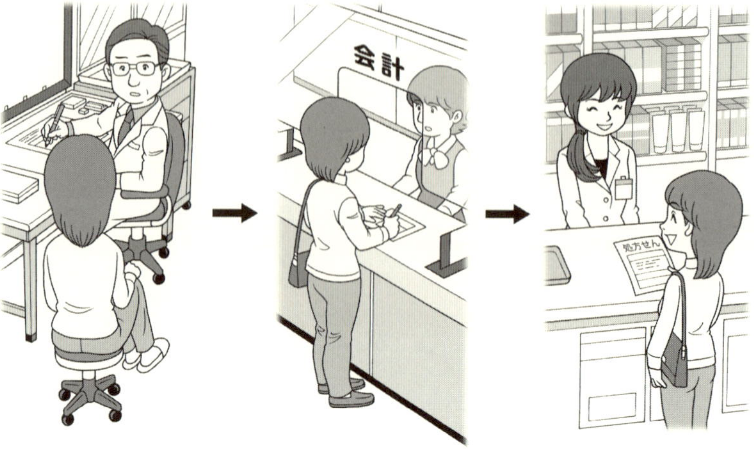

▶服薬指導を通じて、患者の薬に対する不安を取り払い、安心して治療を受けられるように導く。

1.5　薬局の変化

近年、医薬分業率が高まっていますが、昭和から平成に変わった頃は開業医の数も今ほどもなく、多くの患者は病院を受診し、薬は病院の中の薬局から投薬されていました。薬局と待合は、ほとんどガラス窓で仕切られており、今のようなオープンカウンターはほとんどありませんでした。

したがって、患者にとって薬局は、薬剤師から服薬指導を受けるところというよりも、薬を順番に手渡してもらう場所という感覚があり、薬局の窓の上部には、投薬順が示されている掲示板の設置が定着していました。また、薬剤師の服薬指導は、何をどこまで説明するのかについて議論半ばのことが多く、用法は徹底されるものの薬効や副作用の説明が今のような詳細に指導されるというものではありませんでした。

その後、医薬分業の進展とともに患者が知る医薬品情報量が多くなり、患者からの質問も多くなってきました。そのため、お薬相談窓口を別に設けるところも増えてきました。

平成 10（1998）年頃から、病院で処方されたお薬は病院内の薬局からではなく、敷地外にある院外薬局で受け取る医薬分業が進展し、今では分業率が60％を超えています。

1.6　服薬指導と薬学教育

A. 薬学教育の変化とコミュニケーションの講義

2006年に薬学教育が6年制となり、従来の基礎薬学に加えて、患者志向の医療系科目が増え、教育内容が一変しました。その中でも新しい分野として、患者応対に適応できるようにコミュニケーションの講義・演習が充実してきました。

服薬指導を行う薬剤師は、薬に関する知識の習得はもちろんですが、薬の情報を患者に伝えるコミュニケーション能力がますます要求されるようになってきました。それは、以前に比べて患者が医薬品の情報を得る機会が増えており、独自で情報を整理していることが多いからです。薬剤師は、独自の視点にこだわらず、患者の意向を汲み、一方的な指導を行わないように注意する必要があります。つまり、服薬指導において、薬剤師と患者が双方向に良好な関係を成立させるためには、知識だけではない、患者から支持されるコミュニケーション能力を成熟させる必要があります。

B. 患者に応じたコミュニケーション力

薬学教育における薬剤交付では、シナリオ通りに一定の対応ができれば成績が不可になることはありません。しかし、患者は性別、年齢、病気や服用薬など内容のすべてに違いがあり、また性格も異なります。したがって、定型的な服薬指導を適切に工夫して、患者の期待に応え、多様な悩みを解決していく能力が求められます。

患者は、薬剤師の服薬指導に何を求めているのでしょうか？　薬の効き方について説明を受けたい患者もいれば、副作用の可能性を聞きたい患者もいます。つまり、患者はさまざまであり、患者が今、どのような状況にあるかを瞬時に理解し、共感的な態度で患者と接することができれば、双方のコミュニケーションをより充実させることが可能といえます。また、何でも相談できる雰囲気が提供でき、その相談に適切に答えられれば、患者からさらなる信頼を得ることになります（**図1.7**）。

図 1.7　服薬指導とコミュニケーション力

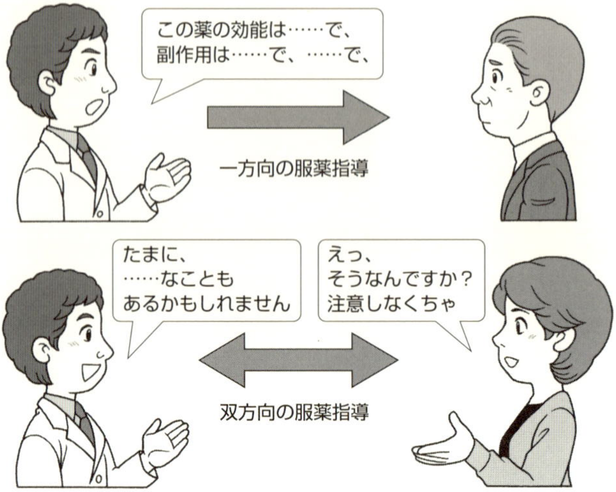

そして、患者と薬剤師との関係は、長期になることも多くあります。適切な関係を結んでいくには、医療人としての信頼を基軸として成り立たせる必要があります。

患者と薬剤師の関係は、教育の場にあるようなシナリオ通りにはいかないことが頻繁にあることを認識しておくことが必要です。

［鈴鹿医療科学大学　薬学部　教授　大井一弥］

第2章 一般用医薬品（OTC医薬品）の服薬指導

本章では、薬局やドラッグストアで一般用医薬品（OTC医薬品）を販売する時のカウンセリングや情報提供の主なポイントを解説します。医療用医薬品と一般用医薬品の相違点や保険調剤における服薬指導との違いを理解していきましょう。

2.1 セルフメディケーションとプライマリ・ケア

A. 薬局薬剤師の役割

現代社会では、質の高い、安心・安全な医療を求める患者・家族の声が高まる一方で、医療の高度化・複雑化に伴う業務の増大により医療現場の疲弊が指摘されています。また、超高齢社会とそれに伴う医療費の増大で、医療財政の悪化は深刻度を増しており、今日、医療の在り方が根本的に問われています（**表2.1**）。

このような背景の中で薬局薬剤師は、一般用医薬品を活用したセルフメディケーションの支援、生活者の健康サポートによる生活習慣病発症の予防、

表2.1　医療財政問題の主な要因

医療財政悪化の要因	今後必要とされる対策
◆医療費支出の増大要因 高齢化社会による医療費の増大 **◆医療費収入の減少要因** 負担世代の減少（団塊世代の大量の定年退職による） 所得の低下（非正規雇用の増大）による負担の減少	**◆医療費支出の抑制対策** 入院から在宅へ（入院日数の減少） ジェネリック医薬品の促進 セルフメディケーションの推進 リフィル処方せん **◆医療費負担の増加（実現困難）** 税の注入、保険料増額、自己負担割合の増加

そして、必要に応じて適切な治療が受けられるように専門医を紹介する受診勧奨などの重要な役割を担っています。

B. 薬局におけるチーム医療とは

(1) チーム医療の推進について

2010年、厚生労働省の医政局通知「チーム医療の推進に関する検討会報告」では、薬の専門家である薬剤師が主体的に薬物療法へ参加することを求めています。将来的には、繰り返し使用可能な処方せん（いわゆる「リフィル処方せん」）の導入、薬物の血中濃度測定のための採血、検査オーダー等の実施等、さらなる業務範囲・役割の拡大について検討することが求められています。また、平成24年（2012年）度から薬学教育6年制下で教育を受けた薬剤師が輩出されることを念頭に、医療現場（医師・看護師・患者等）における薬剤師の評価が確立されるよう自己変革しなければならないとしています[1)]。

2011年に太平洋三陸沖を震源として発生した東日本大震災では、災害医療において薬剤師の重要な役割が見直されるきっかけとなりました。

(2) 薬局薬剤師のチーム医療

在宅医療やプライマリ・ケアの領域においても、薬局薬剤師がチーム医療の一員として積極的に参加していくことの重要性が改めて認識されています。すでに欧米では、薬剤師の業務として医師等と協働し薬物治療を行うCDTM（Collaborative Drug Therapy Management、共同薬物治療管理）が、高血圧や糖尿病などの慢性疾患の、治療と予防の領域で実施されています。また、インフルエンザや肺炎球菌などのワクチン接種を薬局で行い、実績をあげています[2)]。わが国でも、薬局薬剤師がPt-INR（プロトロンビン時間国際標準比）を測定してワルファリン（ワルファリンカリウム）の抗凝固療法を支援する取り組みや[3)]、HbA1cを測定して糖尿病の発症を予防するなどの新たな取り組み[4)]が始まっています。

C. 第一類医薬品販売、リフィル処方せんが薬局を大きく変える

改正薬事法が平成21年（2009年）6月から施行され、一般用医薬品の販売方法が大きく変りました。第一類医薬品の登場により、セルフメディケー

ションが今まで以上に推進されることになったのです。第一類医薬品とは、医療用で使われた治療薬を一般用医薬品（OTC医薬品）へ移行（スイッチOTC化）したものです。安全上特に注意を要する成分を含むものが、第一類医薬品としてリスク区分され、適正な使用がなされるように薬剤師のみが取り扱う医薬品とされました。このことにより、一般用医薬品販売時においては、購入者の症状によっては受診勧奨するなど、より安全に使用していただくため、これまで以上に薬剤師の役割が重要になりました。さらに将来、リフィル処方せんが導入されると、処方どおり調剤を継続するか、受診を勧めるかの判断能力が求められます。疾患の症状変化や副作用発現の兆候を早期発見するためには、薬物の血中濃度や検査データの把握が重要になります。また、必要に応じて脈拍数や血圧などのバイタルサインを測定し、患者さんから直接的に情報を得る行為が不可欠となり、今後の薬剤師に必要な医学的・薬学的知識や技術が大きく変わっていくものと考えられます。

2.2 法令等による定義と相違点

ここでは医療用医薬品と一般用医薬品（OTC医薬品）の区分や、新しい医薬品分類である「薬局医薬品」や「処方せん医薬品」、新たに定められた一般用医薬品の販売方法などについて、法令の定義等から説明します。

A. 医療用医薬品と一般用医薬品の区別

(1) 新しい区分「薬局医薬品」と「一般用医薬品」

2009年改正薬事法で、新たに医薬品分類として一般用医薬品以外の医薬品が「薬局医薬品」と定義されました（薬事法施行規則第十五条の五）（**表2.2**）。

「薬局医薬品」には「医療用医薬品」（薬事法施行規則第四十二条の二）といわ

表2.2 改正薬事法による医薬品の区分

<table>
<tr><th colspan="3">薬局医薬品（調剤室内での陳列・貯蔵*）</th><th colspan="3">一般用医薬品</th></tr>
<tr><td colspan="2">医療用医薬品</td><td rowspan="2">薬局製剤</td><td rowspan="2">第一類医薬品</td><td rowspan="2">第二類医薬品</td><td rowspan="2">第三類医薬品</td></tr>
<tr><td>処方せん医薬品</td><td>処方せん医薬品以外の医薬品</td></tr>
</table>

*貯蔵のみの場合は、一般用医薬品の通常陳列場所、または交付する場所以外であれば可能です。主にバックヤード、別棟の倉庫などが該当します。

ゆる「薬局製剤」（薬事法施行令第三条の三）が含まれます。そして「薬局医薬品」は薬剤師による対面での販売・授与、情報提供、相談対応が義務化されました。これにより医薬品は「薬局医薬品」から「一般用医薬品」まで切れ目のない情報提供が行われる体制が整備されることになりました。また「薬局医薬品」は調剤室以外での陳列は禁止されました。

(2)「処方せん医薬品」と「処方せん医薬品以外の医療用医薬品」

「医療用医薬品」は「処方せん医薬品」（薬事法第四十九条第一項）と「処方せん医薬品以外の医療用医薬品」に区分されます。「処方せん医薬品」とは、原則として処方せんの交付を受けた者のみに販売・授与できる医薬品のことです。「処方せん医薬品以外の医療用医薬品」も処方せんに基づく薬剤の交付を原則とするものですが、一般用医薬品の販売による対応を考慮したにもかかわらず、やむを得ず販売を行わざるを得ない場合などにおいて、必要な受診勧奨を行ったうえで定められた事項を遵守することとされています（処方せん医薬品等の取り扱いについて　薬食発第0330016号）。

「処方せん医薬品以外の医療用医薬品」にはビタミン剤や、漢方製剤などのほかに、例えば、現在ではスイッチOTCとなったH_2遮断薬や抗アレルギー剤の多くが含まれています。その他に、「体外診断用医薬品*」や外用剤、また、調剤用薬、公衆衛生用薬のように、医師の処方せんに基づいて使用するという考え方に馴染まないものも含まれます。

＊体外診断用医薬品：自己血糖測定用チップ、排卵日測定薬、尿糖試験紙（潜血測定用）などがあります。

B. 新薬事法による一般用医薬品の販売方法

自分にあった一般用医薬品を購入し安心して使用するために、また、最小限のリスクで最大限の効果を得るために、医薬品のリスクの程度に応じて専門家がアドバイスする販売制度が平成21年（2009年）6月から施行されました。

(1) 一般用医薬品のリスク区分と対応する専門家の規定

リスクの程度に応じて一般用医薬品を3つに分類し、専門家がメリハリの利いたアドバイス（情報提供や相談対応）を実施するように規定されました（**表2.3**）。

表 2.3　リスクに応じた情報提供とそれに対応する専門家

各区分のリスクの程度		対応する専門家	販売例	情報提供	相談応需
第一類	副作用により、日常生活に支障をきたす健康被害を生ずるおそれがあり、使用に関し特に注意が必要なもの	薬剤師	H_2 ブロッカー含有薬、一部の毛髪用薬等	文書での情報提供義務	義務
第二類*1	副作用により、日常生活に支障をきたす健康被害を生ずるおそれがあるもの	薬剤師/登録販売者*2	主なかぜ薬、解熱鎮痛薬、胃腸鎮痛鎮けい薬等	努力義務	
第三類	副作用により、日常生活に支障をきたさない程度の身体の変調が生ずるおそれがあるもの		ビタミンB・C含有保健薬、主な整腸薬、消化薬等	定めなし	

＊1　特に注意を要する成分（エテンザミド、ジヒドロコデインリン酸塩など）を含む医薬品として指定するものを指定第二類医薬品と区分する。
＊2　登録販売者とは、資格確認のための都道府県試験に合格し、登録を受けた専門家。

(2) 表示や陳列、販売体制などの規定

購入者の視点に立って、医薬品の適切な選択を行うことができるよう、医薬品販売にかかわる環境が整備されました。

●リスク区分に関する外箱表示

その医薬品のリスクの程度を購入者が容易にわかるよう、パッケージに**図 2.1** のように表示されます。

●店舗における医薬品の陳列

リスク区分ごとに分けて陳列されます。第一類医薬品は、販売側から購入者へカウンター越しに医薬品を手渡すような陳列方法（オーバーザカウンター）または鍵をかけた設備（ショーケースなど）に陳列されます。

●店舗における販売体制

店舗において医薬品を販売する営業時間中は、店舗内に常時、薬剤師また

図 2.1　リスク区分に関する外箱表示

第 1 類医薬品

第 2 類医薬品　　第②類医薬品

第 3 類医薬品　　（指定第二類医薬品の場合）

は登録販売者が従事する必要があります。また、第一類医薬品を販売する店舗においては、第一類医薬品を販売する時間中は、店舗内に常時、薬剤師が従事する必要があります。

●着衣等による専門家等の区別

購入者からみて誰が薬剤師・登録販売者・その他の従業員であるか判別できるよう、白衣等の着衣や名札による区別がなされます。

2.3 医療用医薬品と一般用医薬品の製品としての相違点

実際の製品で医療用医薬品と一般用医薬品の違いを見てみましょう。

A. 一般用医薬品は配合剤が主流

(1) 有効成分・含有量

医療用医薬品は、医師の診断と処方に基づき使用される医薬品であり、そのほとんどが1錠中に1種類の有効成分しか含んでいないのが特徴です（近年は、アドヒアランス向上を目的とした合剤も登場してきています）。効き目が強く、ときに重大な副作用を起こす危険性があるため、医師が患者の症状や体質などに応じて処方する必要があります。対象となる疾患も多岐にわたります。

一方、一般用医薬品は、患者やその家族が自覚症状に基づいて自らの判断で購入します。主として、病気の初期段階、軽い頭痛・下痢・けが等の場合に使用されます。承認されている成分は、長年の使用経験で安全性が確認されたものです。1日当たりの主成分投与量は医療用医薬品の1/2～1/3量に抑えられてあり、効き目は穏やかで副作用の心配も比較的少ないのが特徴です。また、多くの一般用医薬品は、1錠（または1包）の中に複数の有効成分が含まれる配合剤です。かぜ薬を例にあげると、「総合感冒薬」というだけあって、約60種類の有効成分が承認され、ほとんどの「総合感冒薬」では、熱、せき・たん、鼻水、鼻づまり、のどの痛み等、かぜの諸症状を緩和できるように8、9種類の有効成分が配合されています（**表2.4**）。さらにビタミン等も入っているものもあります。

表 2.4　総合感冒薬パブロン S ゴールド錠の含有成分（1 回量）

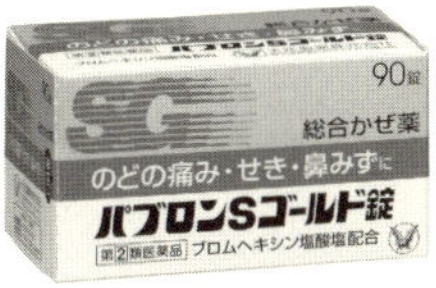

アセトアミノフェン	300 mg
ブロムヘキシン塩酸塩	4 mg
ジヒドロコデインリン酸塩	8 mg
ノスカピン	16 mg
dl–メチルエフェドリン塩酸塩	20 mg
リゾチーム塩酸塩	30 mg（力価）
マレイン酸カルビノキサミン	2.5 mg
無水カフェイン	25 mg
ビスイブチアミン（ビタミン B_1 誘導体）	8 mg
リボフラビン（ビタミン B_2）	4 mg

（大正製薬 HP 製品カタログより）

表 2.5　有効成分の比較

	製品名	有効成分
医療用医薬品	バファリン配合錠 A81 バファリン配合錠 A330	アスピリン（アセチルサリチル酸） アスピリン（アセチルサリチル酸）
一般用医薬品	バファリンプラス S バファリン A バファリンルナ i 小児用バファリン CⅡ	アスピリン（アセチルサリチル酸） アスピリン（アセチルサリチル酸） イブプロフェン アセトアミノフェン

しかし、いくら安全といってもこのようにさまざまな成分が配合されているので、薬の飲み合わせや思わぬ副作用など十分な注意が必要であり、指示通りの服用法や注意事項を守ることが大切になります。

(2) 同じブランドでも医療用と一般用は成分が違う

同じブランド名をもつ製品でも医療用医薬品と一般用医薬品で有効成分が異なるものがあります。例えばバファリンでは**表 2.5** のような製品がありますが、それぞれ有効成分が異なります。また、医療用医薬品のバファリン配合錠 A81 は抗血小板剤としての効能で承認を受けており、他の製品の解熱・鎮痛・消炎剤の効能とは異なります。

(3) 一般用医薬品のほうが使用感が良い？

ラミシール® というブランド名の水虫薬は、医療用医薬品と一般用医薬品の両方にある製品で、主成分も含有量も同じです（**表 2.6**）。この製品では、一般用医薬品のほうが、痒みどめ、消炎、清涼剤、角質の軟化等が配合され、使用感も優れた製品となっています。しかし、配合成分が多いので、かぶれの原因になることもあります。また、湿疹等の水虫以外の疾患に自己判断で

表 2.6　主成分と含有量は同じだが…

	ラミシール® クリーム 1%	ラミシールプラス® クリーム
	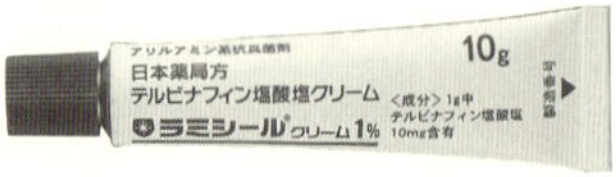	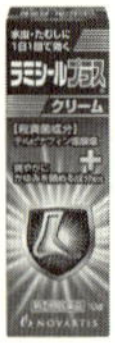
区分	医療用医薬品（処方せん医薬品以外の医薬品）	指定第二類医薬品
薬価及び希望小売価格	10 g　414 円	10 g　2,205 円
成分及び添加物	【成分：100 g 中】 テルビナフィン塩酸塩：1 g 【添加物】 セタノール、ステアリルアルコール、パルミチン酸セチル、ミリスチン酸イソプロピル、ステアリン酸ソルビタン、ポリソルベート 60、ベンジルアルコール、水酸化ナトリウム	【成分：100 g 中】 テルビナフィン塩酸塩：1 g クロタミトン：5 g グリチルレチン酸：0.5 g *l*-メントール：2 g 尿素：5 g 【添加物】 *N*-メチル-2 ピロリドン、オクチルドデカノール、グリセリン、カルボキシビニルポリマー、ステアリン酸グリセリン、ステアリン酸ポリオキシル、ジイソプロパノールアミン、pH 調節剤

（ノバルティスファーマ株式会社　添付文書、説明文書より）

使用して治癒を遅らせたり、症状の悪化を招いたりすることもあるので、薬剤師等の専門家が適切なアドバイスをすることが大事です。

B. 第一類医薬品との比較

第一類医薬品では医療用医薬品と有効成分･含有量ともに同じものがあり、効果も期待できますが、リスクも高いのが特徴です。より安全に使用するために、用法・用量や注意事項等、医療用医薬品とは異なっている部分がありますので、正確な情報提供が重要となります。

(1) ガスター® 錠 vs ガスター 10®（表 2.7）

医療用のガスターは消化性潰瘍の適応がありますが、一般用医薬品であるガスター 10 は、医療機関で消化性潰瘍などの治療や薬の投与を受けている人には投与禁忌です。医療用は 1 日最大 40 mg まで服用できますが、一般用医薬品では 1 回 10 mg で 1 日 2 回までです。また、一般用医薬品では 15

表 2.7　ガスター

	ガスター錠 10 mg 28.6 円/錠 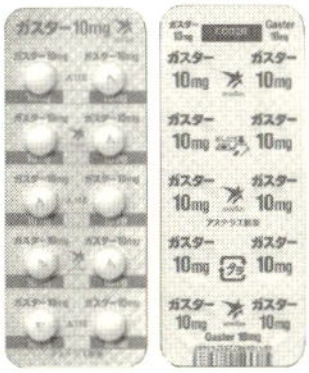	ガスター 10 1,029 円/6 錠 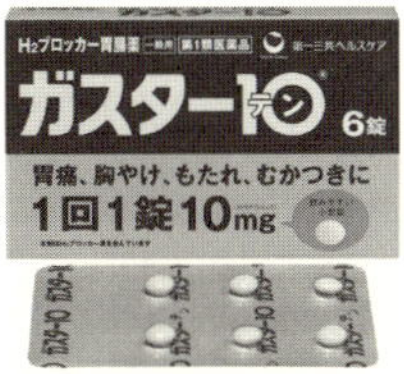
区分	医療用医薬品（処方せん医薬品以外の医薬品）	第一類医薬品
効能・効果	①胃潰瘍、十二指腸潰瘍、上部消化管出血、逆流性食道炎他 ②急性胃炎、慢性胃炎の急性増悪期の胃粘膜病変（びらん、出血、発赤、浮腫）の改善	胃痛、胸やけ、もたれ、むかつき
用法・用量	①：1 回 20 mg を 1 日 2 回または 1 回 40mg を 1 日 1 回（就寝前） ②：1 回 10 mg を 1 日 2 回または 1 回 20 mg を 1 日 1 回（就寝前）	1 回 1 錠 10 mg。8 時間以上たっても症状が治まらない場合、もう 1 錠服用。1 日 2 回まで。 3 日間服用しても症状の改善が見られない場合は、服用中止し医師または薬剤師に相談。 2 週間を超えて連続服用禁止。
禁忌	本剤の成分に対し過敏症の既往歴	・H_2 ブロッカー薬でアレルギー症状の既往 ・次の病気の治療や薬の服用している人 血液疾患、腎臓・肝臓疾患、心疾患、胃・十二指腸疾患、喘息・リウマチ等の免疫疾患、ステロイド剤、抗生物資、抗がん剤、アゾール系抗真菌剤 ・次の症状のある人 貧血、血小板減少、白血球減少等の血液異常 ・小児（15 歳未満）及び高齢者（80 歳以上） ・妊婦または妊娠可能性、授乳婦 ・他の胃腸薬の服用禁止

（添付文書を一部省略、改変）

歳未満の小児、80 歳以上の高齢者、妊婦・授乳婦なども禁忌となりますので注意しましょう。

(2) ロキソニン® 錠 vs ロキソニン®S（表 2.8）

一般用医薬品であるロキソニン S には頭痛、生理痛の適応があり、より幅広い需要が見込まれます。しかし用法･用量に違いがあるので注意しましょう。ロキソニン S は 15 歳未満の小児は禁忌です。また、両薬剤とも禁忌事項が多いのでしっかりとした情報提供が重要です。

表 2.8　ロキソニン錠 VS ロキソニン S

	ロキソニン錠 60 mg 18.6 円/錠 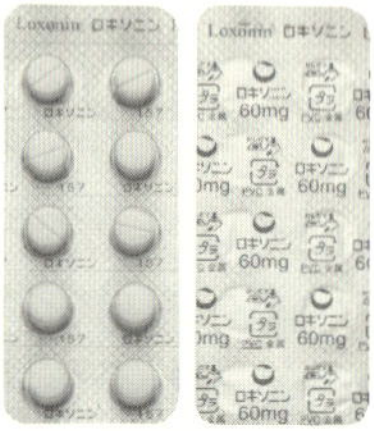	ロキソニン S 680 円/12 錠 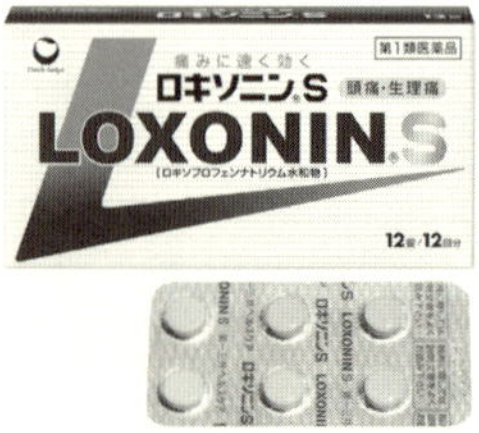
区分	医療用医薬品（処方せん医薬品以外の医薬品）	第一類医薬品
効能・効果	①関節リウマチ、変形性関節症、腰痛症、肩関節周囲炎、頸肩腕症候群、歯痛の消炎・鎮痛 ②手術後、外傷後、抜歯後の鎮痛・消炎 ③急性上気道炎の解熱・鎮痛	①頭痛・月経痛・歯痛・抜歯後の疼痛・咽喉痛・腰痛・関節痛・神経痛・筋肉痛・肩こり痛・耳痛・打撲痛・ねんざ痛・外傷痛の鎮痛 ②悪寒・発熱時の解熱
用法・用量	空腹時は避ける。 ①・②の場合：1 回 1 錠を 1 日 3 回。頓用の場合：1 回 1 ～ 2 錠。 ③の場合：1 回 1 錠を頓用。1 日 2 回まで、1 日最大 3 錠まで。	空腹時は避ける。 1 回 1 錠。1 日 2 回まで。服用間隔は 4 時間以上あける。 再度症状が現れた場合は 3 回目まで可能。
禁忌	・消化性潰瘍 ・重篤な血液異常 ・重篤な肝障害 ・重篤な腎障害 ・重篤な心機能不全 ・本剤の成分に過敏症の既往 ・アスピリン喘息及び既往 ・妊娠末期	・本剤の成分に過敏症の既往 ・アスピリン喘息及び既往 ・15 歳未満の小児 ・胃・十二指腸潰瘍、肝臓病、腎臓病、心臓病の治療を受けている人 ・血液異常のある人 ・妊娠末期

（添付文書を一部省略、改変）

2.4　一般用医薬品の情報提供と相談応需の必要性

A. 一般用医薬品でも安心は禁物

一般用医薬品による重篤な事故や被害は、年間 300 件ほど厚生労働省に報告されており、平成 22 年（2010 年）度では、スティーブンジョンソン症候群（SJS）や中毒性表皮壊死症（TEN）等の重篤な皮膚疾患は 50 件以上、

表 2.9　一般用医薬品の副作用報告の概要[5〜7]（平成 22 年度）

（　）の数字は件数

過敏症（120）	アナフィラキシー様反応（22、ショック 13 件） スティーブンジョンソン症候群（29） 中毒性表皮壊死融解症（16） その他重篤な皮膚過敏症（7） その他薬疹、皮膚炎、紅斑等（46）
皮膚（1）	蜂巣炎（1）
骨格筋系（9）	黄紋筋融解症（3） その他（6）
血液（6）	血小板減少症（3） その他（3）
肝臓（50）	肝炎（8、劇症肝炎 4 件） 肝障害（18） 肝機能異常（24）
腎臓（14）	急性腎不全（3） その他（11）
精神神経系（9）	意識変容状態（2） うつ病（1） 錯乱状態（1） その他（5）
眼（2）	
心血管系（17）	動脈管早期閉鎖（4） その他（13）
消化器（17）	
呼吸器（20）	間質性肺疾患（8、間質性肺炎 5） 喘息（3） その他（9）
内分泌、代謝系（8）	偽アルドステロン症（4） その他（4）
その他（15）	

そのほかにもアナフィラキシーショック、間質性肺炎など重篤な副作用も数多く報告されています[5〜7]（**表 2.9**）。さらに、軽度なものや体質によるもの、依存性によるもの、これに因果関係の不明なもの、報告のないものを加えると、軽く 10 万件を超えるといわれています。このように、一般用医薬品や漢方薬は安全と思われがちですが、必ずしも全てが安心・安全とは言えず、副作用の症状に関しては一刻も早い原因の発見と、適切な処置が必要なのです。

B. 一般用医薬品を安全で有効に服用する方法

（1）情報提供

購入時の情報提供は使用者のリスクを下げ、期待する効果を得るための対応です（**図 2.2**）。

リスクの最も高い第一類医薬品は、購入時に薬剤師が購入者一人ひとりに対し説明文書を用いて、安全に服用するための情報提供を対面で行わなければなりません（義務。ただし購入者から説明を要しない旨の意思表明があっ

図 2.2　購入時の専門家による情報提供でリスクレベルを下げる

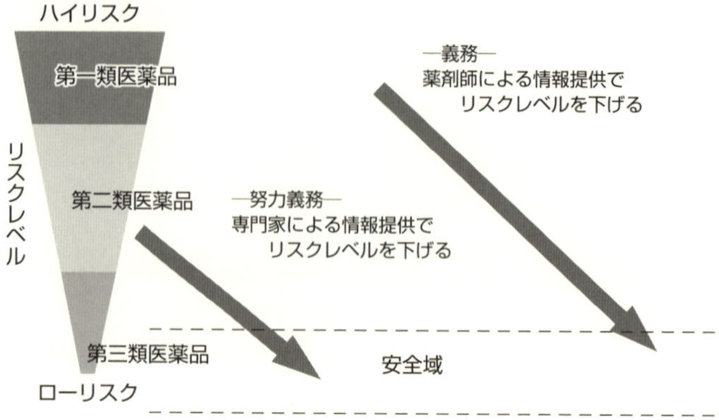

図 2.3　購入後の専門家による相談応需で副作用の重篤化を回避

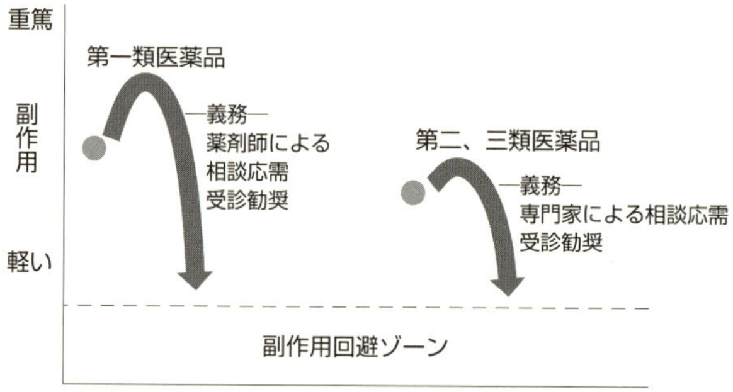

た場合、義務は免除されます)。第二類医薬品についても同様に、リスクを下げるために薬剤師または登録販売者による情報提供が対面で行われます(努力義務)。

(2) 相談応需

購入後の相談応需は副作用等の被害を最小にするための対応です(**図 2.3**)。リスクの高い第一類医薬品は薬剤師が対応し、第二類・第三類医薬品においては薬剤師および登録販売者が対応することが義務づけられています。

C. セルフメディケーションはセルフ（一人）でするもの？

安全で有効にセルフメディケーションを推進していくうえで、一般用医薬品販売時の情報提供および相談応需は、薬剤師の役割として大変重要なものです。しかし一方では、一般用医薬品は消費者が自分の意思で選択・購入・使用する医薬品でもあります。セルフメディケーションを選択する背景には、「仕事や家事で病院に行けない」、「経済的理由」、「市販薬で治したい」など、消費者のさまざまな要因が存在することを忘れてはなりません。一方的に情報提供しても“おせっかい”と受け取られ、結局、ほかの薬局で購入するだけの結果になりかねません。情報提供の在り方も一人ひとりに合わせた対応が必要で、いかにコミュニケーションを深め、信頼関係を築いていくかが重要です。このように、セルフメディケーションを推進していくことには多くのメリットがある反面、消費者と薬剤師との信頼関係づくりが不可欠であり、そのための多くの努力が求められます。

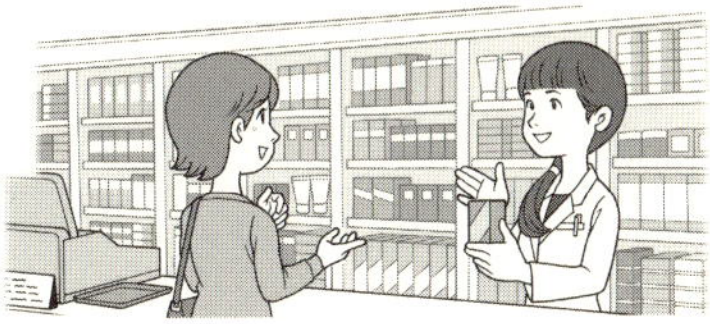

2.5 セルフメディケーションの実際

A. プライマリ・ケアにおける薬剤師の役割

『一般的なかぜ症候群では、OTC医薬品を活用し自宅で静養するか、もしくは医師の診察を受けるべきか、この見極めは薬局薬剤師の協力を得たい』と、千葉大学総合診療部の生坂政臣教授は語っています[9)]。

かぜは、「上気道のウイルス感染を主体とする症候群」のことですが、今のところかぜを根本的に治療する方法は存在しません。“いわゆる一般的なかぜ”であれば、つらい症状を抱えながら病医院に行き、長時間待って診察を受けるより、一般用医薬品などを服用して症状を抑え、自宅で静養するほうが身体への負担は少ないものです。しかし一方では、かぜのような症状であるが実は単なるかぜではない、“危険なかぜ”が存在します。例えばインフルエンザや肺炎、溶連菌性咽頭炎、COPDなどはその1例です。また、小児（特に幼児）や高齢者、ほかに病気があって病状が悪化する恐れのある患者さんたちは、一般的なかぜ症状といえども医師の診察が必要です。その他、ACE阻害剤による空咳などの症状をかぜと勘違いすれば、つらい症状に患者がいつまでも悩まされることになります。また、妊娠初期の持続する高温相（通常36.7℃以上）を、かぜと勘違いする生活者もいます。この判断を誤れば、新たに誕生してくる生命を危険に晒すことにもなりかねません。だからこそ薬剤師の見極めが重要になるのです。

B. セルフメディケーションの実際

ここでは、「風邪をひいたみたいで熱がある」と訴える生活者に対するセルフメディケーションでの対応を例に、重要なポイントを考えてみましょう。

受診勧奨かセルフメディケーションかの選択を判断していくプロセスは、大きく3つのステップに分けられます（**図 2.4**）。

(1) ステップ1：情報の収集

薬剤師がセルフメディケーションで対応するか受診勧奨するかを判断するうえで、もっとも重要なことは"受診すべき人"を見落とさないことです。かぜの症状として発熱を訴えたとしても、発熱は多種多様な疾患で生じます。たとえ多くがかぜであっても、その中に受診が必要な疾患が隠れていないか検討しなければなりません。そのためには、①循環・呼吸器症状、消化器症状や皮膚症状などの随伴症状の有無、②発熱した時期および期間、③既往歴、④服薬歴などを考慮する必要があります。

また、受診勧奨すべきか否かを正しく判断するためには、生活者から症状やライフスタイルについて多角的に情報を収集する必要性があります。さらには、会話から得られる情報のみならず非言語的な情報も利用します。表情・

図 2.4　セルフメディケーションの3ステップ

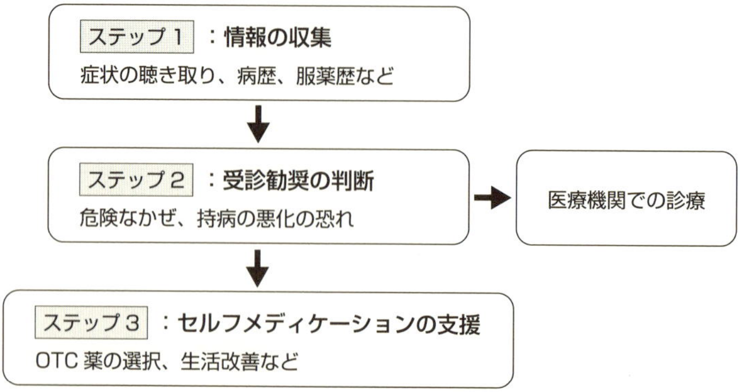

視線、声の調子やスピード、体型や身体の特徴・動きなどから、さまざまな情報を得ることができます。たまたま咳き込んだ時などは、痰のからみがあるかないか、タバコやお酒の匂いがしないかなど、注意深く観察することでより多くの情報が得られます。

(2) ステップ2：受診勧奨の判断

発熱は多種多様な疾患で生じます（**図 2.5**）。その中から“ただのかぜ”を区別するには、発熱を引き起こす病態や疾患にどのようなものがあるのかリストアップし、収集した情報から「“危険なかぜ”が隠れていないか、かぜをひいたら持病が悪化しないか？」などのように絞り込んでいきます。またそれらの疾患の頻度や臨床的重要度を検討して受診勧奨の判断をしていきます（**図 2.6**）[10]。

例えば、高齢者の発熱は“ただのかぜ”に見えても注意が必要です。発熱は肺炎の主要な症候ですが、高齢者は肺炎に対しても不定形な症候を示すことが多く、一見“ただのかぜ”と見過ごされやすいのです。厚生労働省、平成 22 年人口動態統計によれば、肺炎は死因の第 4 位をしめ、その 97%は 65 歳以上の高齢者でした（**図 2.7**）。

このように、症状の訴えに対して、薬剤師が的確に判断するためのチャートなど多くのスキル・ツールが成書により提供されています。大井らの作成したスクリーニングチャートは、セルフメディケーションの実践に即した有用なツールのひとつです[11]。

また、大井らは受診勧奨の必要性を判断するためのスケールとして、感度・特異度・尤度比*を活用して、薬剤師が顧客の病気を数量的に捉える方法を紹介しています。例えば、発熱（37.8℃以上）があり、息切れして（呼吸回数が 1 分間に 28 回以上）、心拍数が 1 分間に 100 回以上ある人が肺炎である可能性（オッズ）をそれぞれのパラメータの感度・特異度・尤度比から求めると、これらのパラメータがすべて異常ない人と比べておよそ 7 倍高くなります。さらに、高齢者であったり、慢性呼吸器疾患、循環器疾患、腎疾患、血液疾患、代謝疾患などを合併していれば緊急度・重篤度は一層高まります。

＊感度（sensitivity）：ある疾患に罹患している患者で検査結果が陽性もしくはある症状を示す確率。

特異度（specificity）：ある疾患に罹患していない患者で検査結果が陰性もしくはある症状を示さない確率。

陽性（陰性）尤度比（positive（negative）likelihood ratio）：検査結果が陽性もしくは症状を示すとき（陰性もしくは症状を示さないとき）、その疾患である確率が事前確率からどのくらい高く（低く）なるかを示す。

図 2.5　発熱を生じる疾患

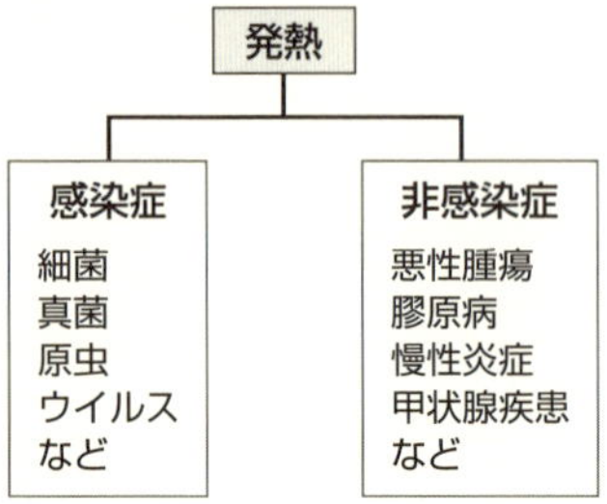

図 2.7　主要死因別にみた死亡率（厚生労働省、平成 22 年人口動態統計）

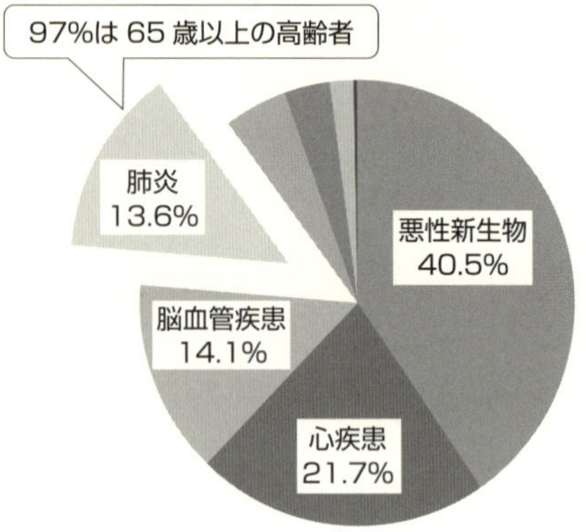

図 2.6　疾患の頻度と臨床的重要度

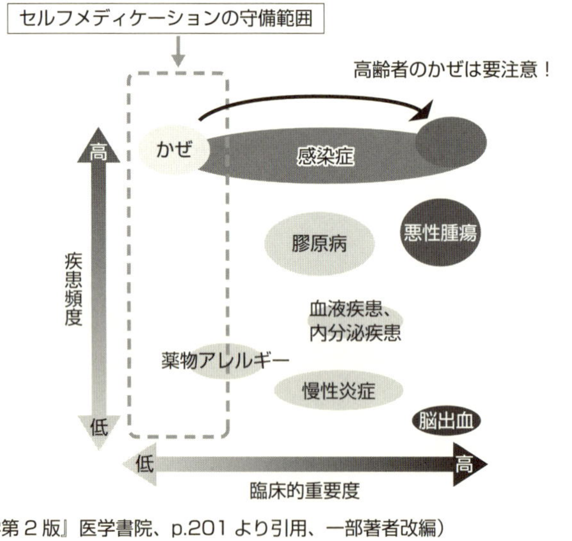

（『内科診断学第 2 版』医学書院、p.201 より引用、一部著者改編）

(3) ステップ 3：セルフメディケーションの支援〜一般用医薬品の選択〜

受診勧奨の要否を判断して、セルフメディケーションで対応することが決まったら、次は一般用医薬品の選択に進んでみます。

かぜといっても、頭痛、発熱、鼻、のど、咳・たんなどさまざまな症状が

表 2.10　ベンザ® ブロック

成分	鼻水・鼻づまりに ベンザブロック S	のどの痛みに ベンザブロック L	発熱・さむけに ベンザブロック IP
アセトアミノフェン	900 mg		
イブプロフェン		450 mg	450 mg
ヨウ化イソプロパミド	6 mg		
d–クロルフェニラミンマレイン酸塩	3.5 mg		
クロルフェニラミンマレイン酸塩		7.5 mg	7.5 mg
塩酸プソイドエフェドリン		135 mg	
トラネキサム酸	420 mg		
ジヒドロコデインリン酸塩	24 mg	24 mg	24 mg
dl–メチルエフェドリン塩酸塩	60 mg		60 mg
無水カフェイン	75 mg	75 mg	75 mg
その他	ヘスペリジン 90 mg		ヘスペリジン 90 mg（細粒以外） アスコルビン酸 300 mg（細粒）

表 2.11　解熱・鎮痛成分の作用比較

成分	鎮痛作用	解熱作用	抗炎症作用
アセトアミノフェン	★	★★	
アスピリン（アセチルサリチル酸）	★	★★	★★
エテンザミド、サリチルアミド	★	★	
イブプロフェン	★★	★★★	★★★
イソプロピルアンチピリン	★★★	★★★	★★

あります。一般に一般用医薬品の総合感冒薬には、どの症状にも効果があるようにさまざまな成分が配合されていますが、その配合成分の特徴によって選択すればよいでしょう。

ベンザ® ブロックシリーズを例に見てみましょう（**表 2.10**）。これらには3種類の総合感冒薬がそろえられています。配合薬の違いにより、「黄色い

表 2.12　中枢性鎮咳薬の作用比較

強さ	鎮咳薬	種類
強い	ジメモルファンリン酸塩	非麻薬性
↑	ジヒドロコデインリン酸塩	麻薬性
	チペピジンヒベンズ酸塩	非麻薬性
	コデインリン酸塩水和物	麻薬性
	デキストロメトルファン臭化水素酸塩水和物	非麻薬性
弱い	ノスカピン	非麻薬性

表 2.13　抗ヒスタミン薬の作用比較

作用	眠気	抗ヒスタミン剤
強い	弱い	メキタジン
↑	↓	クレマスチンフマル酸塩
		d-クロルフェニラミンマレイン酸塩 マレイン酸カルビノキサミン *dl*-クロルフェニラミンマレイン酸塩 ジフェニルピラリン塩酸塩 イプロヘプチン塩酸塩
弱い	強い	ジフェンヒドラミン塩酸塩

箱は鼻水、鼻づまり」に、「銀色の箱はのどの痛み」に、「青い箱は発熱・寒気」というようにそれぞれの違いをアピールしています。

総合感冒薬に配合されている解熱・鎮痛薬は、成分によって作用スペクトルが異なることが知られています（**表 2.11**）。また、鎮咳薬や抗ヒスタミン薬の種類によっては、主作用や副作用の強度に違いがあります（**表 2.12**、**表 2.13**）。含有成分の特徴を把握して、適切な商品選択する際のポイントにするとよいでしょう。

［(株) サンキュードラッグ　岡崎照夫］

引用・参考文献

1）チーム医療の推進について（チーム医療の推進に関する検討会 報告書）、厚生労働省、平成 22 年 3 月 19 日
2）土橋　朗ほか、チーム医療を円滑に進めるための CDTM ハンドブック―問題解決のための手順書―、日本薬剤師会　発行・監修
3）赤川 信一郎、「薬局における抗凝固療法への積極的な係わり」、BI ファーマシストアワード 2010
4）「糖尿病の早期発見に薬局を活用」、調剤と情報、2011 年 1 月、p.6-7
5）国内副作用報告の状況（一般用医薬品）
（平成 22 年 4 月 1 日から平成 22 年 7 月 31 日までの報告受付分）
http://www.mhlw.go.jp/stf/shingi/2r9852000000xthf-att/2r9852000000xwl7.pdf
6）国内副作用報告の状況（一般用医薬品）
（平成 22 年 8 月 1 日から平成 22 年 11 月 30 日までの報告受付分）
http://www.mhlw.go.jp/stf/shingi/2r98520000018r1f-att/2r98520000018rb3.pdf
7）国内副作用報告の状況（一般用医薬品）

（平成22年12月1日から平成23年3月31日までの報告受付分）
http://www.mhlw.go.jp/stf/shingi/2r9852000001le8l-att/2r9852000001leoh.pdf
8）坂井文彦、慢性頭痛診療ガイドライン　厚生労働科学研究費補助金　こころの研究科学研究事業、日本頭痛学会、2005年
9）“危ないかぜ”の見分け方、NIKKEI　Drug　Information、2003年11月10日号、p.13
10）福井次矢・奈良信雄、内科診断学　第2版、医学書院、2008年
11）大井一弥、根本英一、薬剤師の強化書シリーズ　セルフメディケーション、南山堂、2009年

Part II

患者別
服薬指導

第1章　小児
第2章　妊婦・授乳婦
第3章　高齢者

服薬指導において、患者の年齢の違いにより、その対応は大きく異なってきます。まず、小児の場合は、薬効の説明だけでなく服用のしやすさを考慮した調剤の工夫や、親への丁寧な説明も必要になります。妊婦・授乳婦へは、薬の服用に対する精神的不安を解消させることが重要です。また、高齢者に対しては、飲み忘れや重複投与など薬の理解を高めていただくためにも、服薬指導の工夫がより必要になります。

第1章 小児

概論

小児（特に乳児や幼児）に対する服薬指導では、保護者（主として母親）への説明が中心となります。保護者が薬物療法の必要性や服薬方法を十分に理解しておくことはとても重要で、薬物療法の成否のカギを握る大事なポイントです。正確でわかりやすい説明をするためには、小児の薬物動態の特性を把握しておく必要があります。

最近では、インフォームド・アセントの考え方を重視するようになってきています。インフォームド・アセントとは、患児が医療行為を理解・納得し、自らの意思で治療に参加できるよう継続的に支援することを意味します。このため、薬剤師は小児領域に特有のコミュニケーション・スキルを磨く必要があります。本章では、今日からすぐに取り組めるいくつかのテクニックを解説していきます。

1.1 小児の特徴

A. 成長過程と個人差

医薬品の主作用や副作用の発現には、個人差があります。この個人差は分布容積などの薬剤側の要因と、薬物代謝酵素活性の遺伝的な違いなどの生体側の要因が関与します。小児においても、成人で認められる反応の個人差は存在しますが、これに加えて成長過程における「臓器の発達」に由来する個人差を考慮する必要があります。年齢による半減期の違いを**表 1.1** に示します。

ジアゼパム、テオフィリン、カルバマゼピン、ジゴキシンなどは、年齢により半減期が大きく異なっています。特に、小児期におけるカルバマゼピンの半減期は成人に比べると短いのですが、これは薬物代謝に関連する酵素誘導が、成人よりも強いことに由来すると考えられています。

B. 小児における薬用量

小児に対する投与量設定には、年齢から算出する方法、体重から算出する方法、体表面積から算出する方法などがあります。現在では、体表面積に基

表 1.1　未熟児、新生児、小児および成人における薬の半減期（hr）の比較

薬剤名　（　）内は商品名	未熟児	新生児	小児	成人
フェニトイン（アレビアチン®）	–	20 ～ 50	10 ～ 20	14 ～ 24
ジアゼパム（ダイアップ®）	32	15 ～ 20	15 ～ 30	30 ～ 40
テオフィリン（テオドール®）	30	23 ～ 36	2 ～ 6	4 ～ 12
カルバマゼピン（テグレトール®）	30 ～ 60	15 ～ 20	3 ～ 8	18 ～ 30
アセトアミノフェン（アンヒバ®）	–	5	4.5	3.6
ゲンタマイシン硫酸塩（ゲンタシン®）	11	3 ～ 6	1 ～ 3	1 ～ 2.5
ジゴキシン	38 ～ 80	37	13 ～ 18	31 ～ 53

（加藤隆一、『臨床薬物動態学改訂第 4 版』、南江堂、p.256 より引用、筆者が一部改変）

づいて算出する Augsberger 式が汎用されています。しかしながら、小児における作用の個人差は成人に比べると大きいため、一律的に考えることは避けなければいけません。

Augsberger 式

$$小児用量 = \frac{(年齢 \times 4 + 20)}{100} \times 成人用量$$

1.2　小児において特に注意すべき薬剤

小児では、肝重量や肝重量あたりの肝血流量が成人よりも高いことから、一般的に脂溶性薬剤のクリアランス（CL）は大きくなります。また、小児では、体重当たりの水分量が多いため、水溶性薬剤では血中濃度が思うように上昇しないことがあります。

成人と同様、小児においても TDM（therapeutic drug monitoring、治療薬物モニタリング）対象薬剤（抗てんかん薬、テオフィリン製剤、ジギタリス製剤、免疫抑制剤、アミノ配糖体、抗 MRSA 治療薬、抗不整脈薬）は、特に注意が必要です。小児で汎用される抗てんかん薬のクリアランスを**表 1.2** に示します。

テオフィリンも、年齢によりクリアランスや分布容積が変動します（**表 1.3**）。6 ～ 12 か月では成人の 1.31 倍、1 ～ 4 歳では成人の 1.85 倍の投与量（体重 kg 当たり）が必要になります。6 か月未満の乳児には、原則として投与しないことになっていますが、もし投与する場合には、成人の 0.81 倍の投

表 1.2　抗てんかん薬のクリアランス（CL）

薬剤名　（　）内は商品名	成人のクリアランス	小児のクリアランス
カルバマゼピン（テグレトール®）	0.064 L/kg/hr（単剤）	0.11 L/kg/hr（単剤）
エトスクシミド（ザロンチン®）	0.23 L/kg/day	0.39 L/kg/day
バルプロ酸ナトリウム（デパケン®）	8 mL/kg/hr	13 mL/kg/hr
フェノバルビタール（フェノバール®）	0.1 L/kg/day	0.2 L/kg/day

表 1.3　テオフィリンの平均的臨床薬物動態値（多くの文献からまとめたもの）

対象		分布容量 Vd (L/kg)	半減期 $t_{1/2}$ (hr)	クリアランス Cl		補正係数*
				(L/kg/hr)	(mL/kg/min)	
小児	低出生体重児	0.69	30.2	0.016	0.26	0.30
	<6 か月	0.33	5.4	0.042	0.71	0.81
	6 ～ 12 か月	0.34	3.4	0.069	1.15	1.31
	1 ～ 4 歳	0.48	3.4	0.098	1.63	1.85
	4 ～ 17 歳	0.40	3.0	0.092	1.54	1.75
成人	18 ～ 60 歳の喘息患者	0.51	6.7	0.053	0.88	(1.0)
	60 歳以上の高齢喘息患者	0.37	7.4	0.035	0.58	0.66
	喫煙喘息患者	0.50	5.4	0.064	1.07	1.22
	肥満喘息患者	0.38	8.6	0.031	0.51	0.58
	慢性閉塞性肺疾患	0.45	8.0	0.039	0.65	0.74
	肺浮腫および心臓喘息	0.56	22.9	0.017	0.28	0.32
	心不全および強度の肺炎	0.43	17.5	0.017	0.28	0.32
	肝硬変	0.56	28.8	0.013	0.22	0.25
	妊婦	0.54	8.5	0.044	0.73	0.83
	健康成人非喫煙者	0.47	8.2	0.040	0.66	0.75
	健康成人喫煙者	0.50	5.4	0.064	1.07	1.22

＊成人喘息患者のクリアランスを基準とした場合、慢性投与下での投与量の目安になる。肝硬変合併喘息患者の投与量は 1/4 でよいことになる。

（テオロングの医薬品インタビューフォーム（2009 年 6 月改訂）より抜粋引用）

与量（体重 kg 当たり）が目安となります。

TDM 対象薬剤の場合、小児を「小さな大人」として単純化してはいけません。新生児期・乳児期・幼児期といったそれぞれの時期に応じて、薬剤のデータをもとに、慎重に検討していく姿勢が求められます。

表 1.4　インフォームド・アセント

1. 子どもの発達段階に適した理解が得られるように支援する。
2. 検査や治療の内容について子どもに説明し、どのような結果が期待できるか説明する。
3. 子どもがどのように理解しているか（検査や治療を受け入れさせるために不適切な圧力を子どもにかけていないか）どうかを評価する。
4. 子どもの自発的な「やる気」を引き出す。
5. 子どもに病気の真実を伝え、決して嘘をつかない。

1.3　小児への服薬指導の工夫

小児では、「臓器の発達」のみならず「こころの発達」に対しても十分に配慮し、可能な限り「子どもが主役の医療」を目指していく必要があります。「子どもが主役の医療」を提供していくためには、インフォームド・アセントについて知っておく必要があります。

A.『子どもが主役の医療』―インフォームド・アセント―

米国小児科学会（American Academy of Pediatrics）生命倫理委員会は、1995 年に『小児医療におけるインフォームド・コンセント、親による承認、アセント』を発表しました。自分になされる医療行為について理解できるように十分に説明を受け、その選択・決断について、子ども自身が納得することが大切であるといった内容となっています（**表 1.4**）。

「お薬のことはお母さんから聞いてね」だけの説明では、子どもの知りたいという気持ちに応えていないことになります。一方では、「幼児などの小さい子どもが、薬のことを本当に理解できるのだろうか？」という疑問もあると思います。しかし、子どもの理解力を過小に評価してはいけません。言葉の意味を理解することができなくても、子どもは大人の表情や態度から状況を感じ取る鋭い感性を持っています。説明する相手が乳児であっても同じです。優しくゆったりとした口調で必ず声をかけます。子どもを応援し、病気に立ち向かう勇気を、薬剤師の言葉と態度で示しましょう。

B. 子どもの心をつかむ

子どもの心をつかむためには、薬剤師にも**表 1.5** のような工夫が必要です。

①子どもが大好きなキャラクターを活用する

子どもたちが白衣に恐怖心を持っていることも少なくありません。子どもの恐怖心を払拭し、逆に好意を持ってもらう工夫が必要です。たとえば、薬剤師のネームプレートにキャラクターシールを貼る、白衣にキャラクターワッペンを取り付ける、または、白衣の胸ポケットにキャラクターのボールペンを入れておくことも1つの方法です。できれば複数のキャラクターを用意しておき、子どもが飽きないようにローテーションします。白衣だけでなく、薬袋・薬瓶・薬包紙にキャラクターシールを1枚貼るだけでも有効なことがあります。アンパンマンは、男の子も女の子も大好きなキャラクターとして活用できます。

②子どもと会話できる話題を準備しておく

子どもの服・靴・リボン・持ち物などのキャラクターを見逃さないようにします。なぜなら、多くの場合、その子のお気に入りのキャラクターであるからです。そして、子どもが何に興味を示すのかを探り、会話のきっかけを作ります。

③自分の気持ちをしゃべるチャンスを与える

薬剤師から話しかけながらも、子どもが自分のことをしゃべるように仕向けます。場合によっては、子どもの遊び相手になるといいでしょう。キャラクタースタンプを活用し、薬が上手に服用できたら、スタンプラリーの要領で一緒に遊びながら会話してみるのも1つの方法です。子どもが自分のことをしゃべりだしたら、しっかりと聞いてあげましょう。

表 1.5 子どもたちの心をつかむ

①子どもが大好きなキャラクターを活用する
②子どもと会話できる話題を準備しておく
③自分の気持ちをしゃべるチャンスを与える
④絵本や動画などのツールを活用する
⑤情報を正しく伝える（ウソをつかない）
⑥ほめる
⑦子どもに薬を手渡す

④絵本や動画などのツールを活用する

子どもの理解力に応じて、絵本や動画などのツールを活用します。理解力や、子どもの行動などに関する年齢別の特徴を**表 1.6** に示します。

⑤情報を正しく伝える（ウソをつかない）

苦い薬を「このクスリは苦くないよ」と言って渡すと、子どもとの信頼関係は構築できません。なぜ薬が必要なのかを、子どもの理解力に応じて説明します。

⑥ほめる

もし薬剤師の目の前で薬を服用できたら、その場ですぐにほめます。親が近くにいたら、子どもから親に対して自慢させるといいでしょう。大事なことは、服用できた瞬間を見逃さず大げさにほめることです。

⑦子どもに薬を手渡す

手渡す時に「○○ちゃんのおクスリです。飲んでくれるかな？」と、声かけしてみます。自ら手に取ってもらい、治療に参加しているという意識を持ってもらいます。自ら手に取ったら、ここでもしっかりとほめましょう。

表 1.6　理解力や子どもの行動などに関する年齢別の特徴[1)]

年齢	特徴
1 歳未満	親や知っている人がいると安心する。 親しみのある物（毛布、おもちゃ、おしゃぶりなど）があると安心する。 病気の理解はできないが、表情や行動で状態を判断できる。 優しい声かけが大事。
1～3 歳	母親と一緒だと安心して行動する。 1 人遊びをする。絵本に反応できる。 18 か月くらいから、痛みの強度を表現できる（少し、たくさん）。 2～3 歳以上では病気のことを理解できるようになり、痛みなどの自己報告ができる。
3～5 歳	自分で絵本を読む。ごっこ遊びがはじまる。 痛みの強度に感情を交えて表現する。 病気や検査に関する簡単な説明が理解できる。
6 歳以上	リラクゼーション、空想が効果的なプレパレーションとなる。 フェーススケールを使える。 病気や検査を理解し、不安や疑問を持つようになる。

ミニメモ　ツールの活用

筆者らは小児向け服薬指導のツールとして、iPad、IPhone、iPod touch で利用できる 2 〜 3 歳児向けのアニメーション動画を無料で提供しています。Object-Graph LLC が作成した『医療ファイル共有』という無料アプリを iTunes からダウンロードすると利用できます。このアプリの「薬の服用方法」（**図 1.1 ①**）に「おくすりマンとバイキンくん」というタイトルでアニメが掲載されています（**図 1.1 ②**）。おくすりマンがバイキンくんをやっつける内容になっています。おくすりマンは抗生物質のみをイメージしてたわけではありませんので、処方された薬をうまく取り入れて活用ください。このようなツールを活用するときの大事なポイントは、親が子どもの理解力に応じて声をかけてあげることです。そうすることで、子どものやる気を引き出すことができるようになります。

図 1.1　『医療ファイル共有』の画面

①「薬の服用方法」

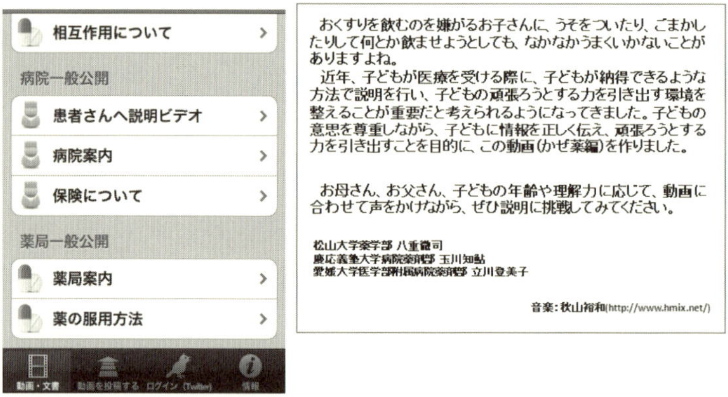

②「おくすりマンとバイキンくん」

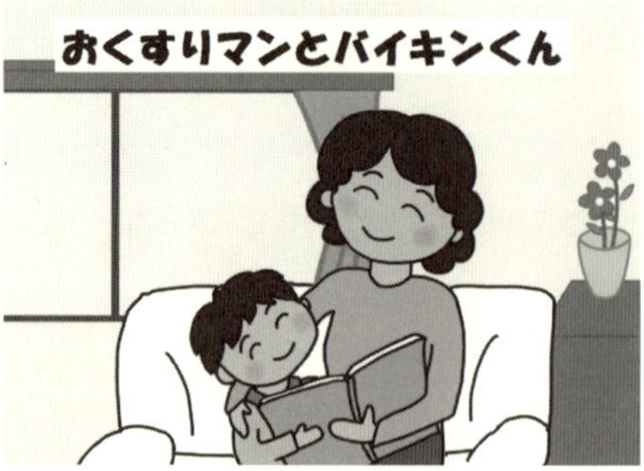

C. 調剤の際の工夫

調剤の際の工夫次第で、子どもが服用しやすい環境を整えることができます。**表 1.7** に代表的な調剤の際の工夫例を示します。

副作用を恐れて、親が服用させていないことがあります。心配している副作用について、じっくりと話を聞いてみましょう。病気に伴う病態の変化を副作用と勘違いしていたり、他の親の経験談を鵜呑みにしていることも少なくありません。このような場合には、正しい知識を伝えるとともに、副作用の初期症状や回避方法について、具体的に提案します。

食べ物等に混ぜる、もしくはジュース等の飲料とともに服用する場合は、薬と相性が悪い組合わせを回避しなければなりません。アイスの冷たさが苦みを軽減することがありますが、薬を混合する時の固さの調整が難しく、アイスが溶けてしまうこともあります。食品等に混合する場合は、飲み残しのないように少量の食品と混合します。

ジュース等の飲料とともに服用させる場合、注意すべき代表的な医薬品を**表 1.8** に示します。苦みが強い薬剤は、酸性飲料（果物ジュース、乳酸菌製剤、スポーツドリンク、コーラ等）に溶解すると、苦味を防ぐコーティングがはがれ、マスクされていた苦みが発現することがあります。同様の理由により、服薬補助ゼリーは中性の商品を使用します。

食品等に混合した場合にも、薬が入っていることを説明し、子どもが納得したうえで服用してもらいます。子どもにウソをついて薬を服用させた場合、

表 1.7　調剤の際の工夫

ポイント	対応法
味の好みや服用可能な量（大きさ）	事前に確認し、主治医へ報告する
いやがる理由を聞き出す	味、におい、ザラツキ感などを解決
服用時間	服用が困難な時間帯を把握する
服用方法を確認する	薬との相性が悪い組み合わせを回避
咳がひどい	散剤でなく水剤へ変更を主治医に提案
親（保護者）の理解不足	服薬の意義について納得してもらう
副作用への対応	自覚できる初期症状を、具体的に伝える
服用しにくい薬剤	プリン、ゼリー、アイス等とともに服用させる

表 1.8　飲料の pH に注意すべき薬剤

薬剤名　（　）内は商品名	注意事項
スルタミシリントシル酸塩水和物（ユナシン® 小児用細粒）	酸性飲料で服用すると苦味が発現
クラリスロマイシン（クラリス® ドライシロップ小児用）	
ロキタマイシン（リカマイシン® ドライシロップ）	
アジスロマイシン水和物（ジスロマック® 細粒小児用）	
エリスロマイシンエチルコハク酸エステル（エリスロシン® ドライシロップ）	
ペミロラストカリウム（アレギサール® ドライシロップ）	pH の変化により沈殿が生じる

子どもの「やる気」を失わせることにもなります。子どもが自分の意志で服薬できるようになるまで、可能な限り支援します。

1.4　小児（親）から受ける質問の特徴

子どもは、その時の機嫌により服薬状況が変わります。このため、小児領域では、薬の飲ませ方や使用方法に関する質問が多いのが特徴です。特に、子育て経験がない第一子の親は、大きな不安とストレスを抱えていますので、時間をかけ丁寧に説明する必要があります。薬剤に関する情報提供のみならず、疾患全般に関する知識も必要です。発熱・嘔吐・下痢関連の薬剤が処方されていた場合には、水分の補給方法についても情報提供します。感染症関連であれば、嘔吐で汚れた衣料や部屋の消毒、家庭内での感染予防に関することも質問されます。よくある質問を**表 1.9** に示します。小児は状態が急変することがありますので、処方医との情報交換は不可欠です。

逆に、子育て経験が豊富な親の場合は、要点を簡潔に説明するだけで十分な場合があります。ただし、思い込みや自己判断で間違った知識を持っていることがありますので、どのような使い方をしているのか尋ねてみることも有効です。

［鈴鹿医療科学大学　薬学部　教授　八重徹司］

表 1.9　患児の親からよくある質問

・頓用坐薬の使用方法
・1回屯服薬を使った後、何時間くらい経ったら再度使用できるか
・薬をいやがっているが、どうやって飲ませたらいいか
・食欲がなく食べていないが、食後の薬はどうしたらいいか
・食後（授乳後）に飲ませ忘れた
・（発熱時、子どもの機嫌はいいが）薬で熱を下げたほうがいいか
・坐薬を使った後に排便した
・内服を飲ませた後に吐いた
・薬剤の保管方法
・（以前処方され）冷蔵庫に保管してある屯服薬を使ってもいいか
・（急性疾患では）薬剤中止の目安
・（慢性疾患では）気をつけておくべき主な副作用

引用・参考文献

1）Lebel AA. et al, Control of pain in children with chronic and terminal diseases ; The Massachusetts General Hospital Handbook of Pain Management, Lippincott Williams & Wilkins, 2005

第2章 妊婦・授乳婦

概論

妊婦・授乳婦では、患者本人のみならず、胎児や乳児に対する薬剤の影響を常に考慮しなければなりません。胎児では薬剤と催奇形性との関連、乳児では母乳を介して摂取した薬剤の主作用や副作用などが主な問題点となります。薬剤が胎児や乳児へ及ぼす影響についての情報は極めて少ないのですが、薬剤師は可能な限り最新の情報を収集把握し、そして主治医と密接に連携しながら妊婦・授乳婦に対する薬物療法を支援していきます。

2.1 妊婦・授乳婦の特徴

A.「妊娠（授乳）しています。このお薬は大丈夫ですか？」

この質問を受け、医療用医薬品の添付文書を見ると、多くの場合「妊娠中の投与に関する安全性は確立していない」や、「授乳婦に投与する場合には授乳を避けさせること」と記載されています。添付文書しか見ない薬剤師の場合には、服薬中止や授乳回避を考慮するように回答してしまうことになります。しかし、安易な服薬中止は望ましくなく、特に慢性疾患を有する妊婦・授乳婦での服薬中断は、可能な限り回避しなければなりません。妊婦・授乳婦そして胎児や乳児の安全性を確保するためには、添付文書の情報だけでなく**表 2.1** に示すような書籍や、**表 2.2** に示すウェブサイトの活用が不可欠です。

1例として、炎症性の慢性疾患に使用されるプレドニゾロン（Prednisolone）を、授乳中の女性に投与できるかどうかを検索してみます。

日本の添付文書では、授乳を避けさせる記載となっていますが、『母乳と

表 2.1　妊婦・授乳婦への投薬時に参照すべき情報源の一例

・『実践 妊娠と薬 第2版－10,000例の相談事例とその情報』（じほう）[1]
・『母乳とくすりハンドブック 2010』（大分県「母乳と薬剤」研究会編、大分県地域保健協議会発行。web上で無料で公開）[2]
・『妊娠・授乳女性の薬ハンドブック 第3版アップデート版』（メディカル・サイエンス・インターナショナル）[3]

表 2.2　妊婦・授乳婦への投薬時に参照すべきウェブサイト

- **RxList**
  http://www.rxlist.com/script/main/hp.asp（対象薬剤検索後、Warnings & Precautions の項に Pregnancy Category 記載あり）
- **オーストラリア・リスクカテゴリー**
  http://www.tga.gov.au/hp/medicines-pregnancy.htm
- **LactMed**
  http://toxnet.nlm.nih.gov/cgi-bin/sis/htmlgen?LACT
- **国立成育医療研究センター（授乳中の薬の影響）**
  http://www.ncchd.go.jp/kusuri/lactation/druglist.html

ミニメモ　Pregnancy Category

胎児に対する催奇形性の危険度分類で、米国では FDA（Food and Drug Administration）が提示しています（**表 2.3**）。

表 2.3　胎児の催奇形性の危険度分類（FDA）

Pregnancy Category A	ヒトで胎児への危険性が証明されていない
Pregnancy Category B	動物では危険性が否定（ヒトのデータはない） 動物では有害（ヒトで有害性を確認されていない）
Pregnancy Category C	動物では有害（ヒトのデータはない） ヒトと動物ともに確認試験は実施されていない
Pregnancy Category D	ヒトで有害（原則投与禁忌） （有益性が危険性を上回れば投与可）
Pregnancy Category X	ヒトで有害（投与禁忌） （妊婦への使用は、利益よりも危険が大きい）

くすりハンドブック 2010』[2]、『妊娠・授乳女性の薬ハンドブック第 3 版アップデート版』[3] では授乳可となっており、40 〜 50 mg/日を超える場合には、授乳までに 4 時間以上の間隔をあけることをすすめる記載となっています。

また、無料で利用できる「LactMed[6]」＊1 でも検索してみます。「LactMed」は「TOXNET」＊2 のデータベースの 1 つです。**図 2.1** は「LactMed」の初期検索画面です。ここで「Prednisolone」を入力して検索し、選択した結果を**図 2.2** に示します。

＊1　**LactMed** : Drugs and Lactation Database. 薬物の乳汁移行に関するデータベース。
＊2　**TOXNET** : Toxicology Data Network. 化学物質に関する毒性情報データベース。

図 2.1 「LactMed」の初期検索画面

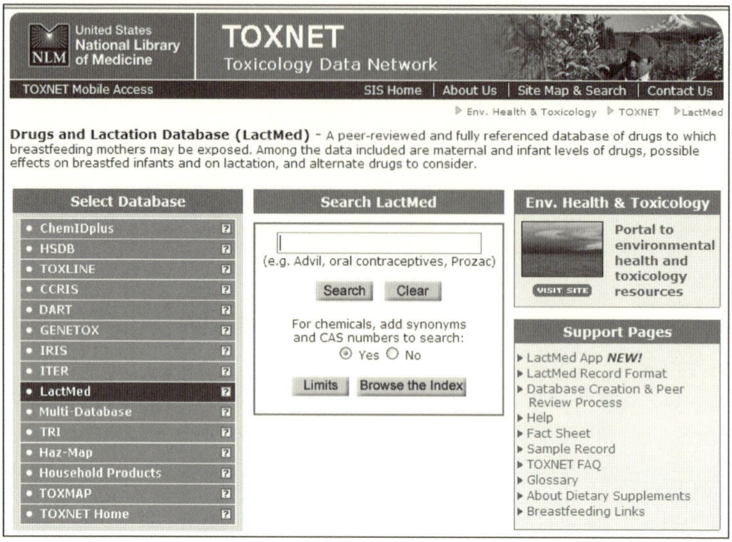

図 2.2 Prednisolone を「LactMed」で検索した結果

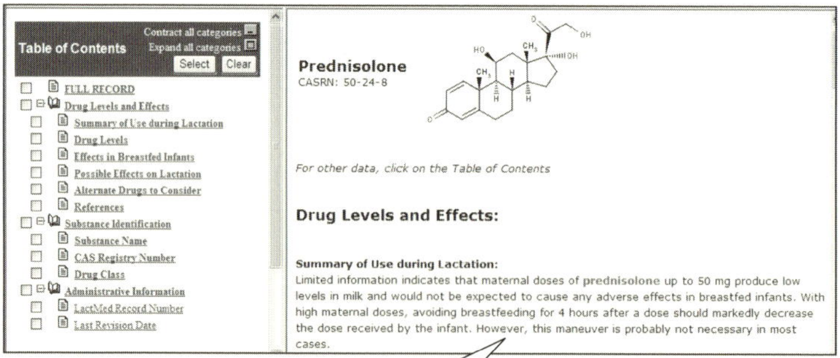

Summary of Use during Lactation：

Limited information indicates that maternal doses of prednisolone up to 50 mg produce low levels in milk and would not be expected to cause any adverse effects in breastfed infants. With high maternal doses, avoiding breastfeeding for 4 hours after a dose should markedly decrease the dose received by the infant. However, this maneuver is probably not necessary in most cases.

図 2.2 の画面の "Summary of Use during Lactation" に概要が記載されています。

『母乳とくすりハンドブック』、『妊娠・授乳女性の薬ハンドブック第3版』、「LactMed」に記載されている情報を総合的に考慮すると、プレドニゾロンの服用を継続しながら授乳することは可能であると考えられます。母乳育児は、乳児にも母親にも大きなメリットをもたらすことから、安易な授乳中断は避けなければなりません。

> **ミニメモ　母乳育児のメリット**
>
> 母乳は乳児にとって最も理想的な栄養分を含み、乳児の正常な腸内細菌叢を整え、各種の感染から乳児を守ります。また、知能の発達や情緒安定にも好影響を及ぼすとされています。母乳育児は、母親にもメリットをもたらします。母乳分泌にはプロラクチンやオキシトシンなどのホルモンが関与しており、これらが総合して分娩後の出血防止、子宮復古促進、そして授乳中無月経による貧血改善を促します。

B. 胎児への薬剤の影響（妊婦）

(1) 催奇形性と胎児毒性

妊婦への投薬で催奇形性が問題となる時期は、器官形成期（およそ妊娠4週の初めから妊娠8週の終わり）です。このため、催奇形性の危険度は医薬品の服用時期により変化します。特に重要な時期は2か月目（最終月経開始のおよそ4週～8週目あたり）です。服用時期と妊娠への影響を**表 2.4** に示します。

妊娠5か月目くらいからは、一般的には医薬品による催奇形性が問題となることはほとんどなく、むしろ胎児毒性（発育抑制、胎児尿量減少による羊水減少、胎児への薬剤残留等）に注意します。ただし、ACE 阻害剤やワルファリンカリウムは、妊娠5か月目以降も形態的異常が起こるとされています。

(2) 先天異常（奇形）の発生頻度

通常妊娠での先天異常（奇形）の発生頻度は、3～5%だといわれています。多くの医薬品は、器官形成期に服用しても先天異常の発生頻度を増加させることは少ないと考えられています。一方、抗てんかん薬は先天異常の発生頻度を増加させることが知られており、その発生頻度は5～14%です[8]。この頻度を逆の視点、つまり先天異常のない健常児を出産する確率からとらえる

表 2.4　服用時期と妊娠への影響

月数	薬剤の胎児への影響の可能性	
1か月	無影響期	原則的に薬の影響を受けない
2か月	絶対過敏期	中枢、心臓、消化器、四肢形成期であり、薬剤の影響を最も受けやすい時期
3か月	相対過敏期	目、耳、歯、口蓋、外陰部等の分化が続いている
4か月	比較過敏期	
5か月	潜在過敏期	この時期は蓄積毒性に注意する
6か月		
7か月		
8か月		
9か月		妊娠末期は、NSAIDs（非ステロイド性抗炎症薬）の使用による胎児動脈管収縮に注意する
10か月		
出産		

表 2.5　胎盤を通過しやすい薬剤の特徴

- 分子量 600 以下
- 脂溶性
- 弱塩基性
- 蛋白結合率が低い

表 2.6　母乳へ移行しやすい薬剤の特徴

- 分子量が小さい
- 脂溶性
- 弱塩基性
- 蛋白結合率が低い

と 86 ～ 95%となります。抗てんかん薬を服用していても、大多数は健常児を出産していることになるので、リスク増大のみの視点で過剰に考えすぎないことが重要です。

(3) 胎盤通過性

分子量が 300 ～ 600 以下では胎盤を通過しやすく、1000 以上になると胎盤を通過しにくいとされています。医薬品の多くは分子量 600 以下であるため、ほとんどの医薬品は胎盤を通過すると考えられます。**表 2.5** に、胎盤を通過しやすい薬剤の特徴を示します。

C. 母乳移行性（授乳婦）

分子量は小さいほど母乳へ移行しやすくなり、200 以下では膜の細孔を通り母乳中へ移行します。ほとんどの医薬品は、母体血漿の遊離型濃度に従って母乳に移行します。このため、多くの医療用医薬品の添付文書では、授乳を避ける記載となっています。また、母乳の pH は 6.8 前後、一方血漿の pH は 7.4 であるため、弱塩基性薬剤は母乳へ移行しやすいことになります。**表 2.6** に、母乳中へ移行しやすい薬剤の特徴を示します。

乳児の 1 日哺乳量は、およそ 150 mL/kg です。ある薬剤を服用したときの血中濃度 C（μg/mL）と M/P 比（母乳中濃度/血漿中濃度比；milk/plasma ratio）から、乳児の摂取量は C（μg/mL）×M/P 比×150（mL/kg）で計算できます。また、相対的乳児投与率（Relative Infant Dose；RID）は次の式で計算しますが、RID10％以下が、おおまかな安全性の目安となります。

$$\mathrm{RID}\ (\%) = \left(\frac{\text{乳児の摂取量（mg/kg/日）}}{\text{母親の投与量（mg/kg/日）}} \right) \times 100$$

2.2 妊婦・授乳婦において特に注意すべき薬剤

A. 妊婦で特に注意すべき薬剤

ヒトで催奇形性が報告されている医薬品（ACE 阻害剤、エトレチナート（チガソン®）、サリドマイド（サレド®）、ダナゾール（ボンゾール®）、高用量ビタミン A、ミソプロストール（サイトテック®）、ワルファリンカリウム（ワーファリン）、抗てんかん薬、抗悪性腫瘍薬）には、特に注意します。

妊娠後期に使用した選択的セロトニン再取込み阻害薬（selective serotonin reuptake inhibitor；SSRI）では、10 ～ 30％の新生児に呼吸器症状などの新生児薬物離脱症候群（新生児不適応症候群）*を起こすことがあります。

B. 授乳婦で特に注意すべき薬剤

麻薬、免疫抑制薬、抗悪性腫瘍薬、放射性医薬品、アミオダロン塩酸塩、ダナゾール（ボンゾール®）、B 型肝炎治療薬では、授乳を避けます。片頭痛治療薬であるエルゴタミン酒石酸塩（クリアミン A）や、乳汁分泌抑制作

ミニメモ　新生児薬物離脱症候群

　妊婦が長期間服用している薬物や嗜好品は、胎盤を通過して胎児に移行します。分娩により、これらの曝露から中断されることで発症します。症状としては、興奮時の振戦、易刺激性、不安興奮状態などがあり、無呼吸発作や痙攣などの重篤な症状が出現することもあります。詳しくは、厚生労働省『重篤副作用疾患別対応マニュアル』の「精神」の項目を参照ください。(http://www.info.pmda.go.jp/juutoku/file/jfm1003004.pdf)

用を有するカベルゴリン（カバサール®）、ブロモクリプチンメシル酸塩（パーロデル®）では、可能であれば代替医薬品を検討します。

2.3　妊婦・授乳婦への服薬指導の工夫

　妊娠中から妊娠後にかけては、環境の変化や身体的変化、そして各種ホルモンの分泌が大きく変動するため、情緒不安定になることがあります。特に満 35 歳以上の初産婦や、不妊症の治療を受けた妊婦では配慮が必要となります。

A. 基礎疾患を有する妊婦への対応

　抗てんかん薬服用（p.49 参照）や喘息、糖尿病などの基礎疾患を有する妊婦に対しては専門医の管理下で薬物療法が実施されています。母体の健康を維持するために実施される薬物療法は、結果として胎児の発育にも好影響を及ぼします。薬剤師としては、催奇形性のリスクのみに注目することなく、薬物療法のメリットを正しくとらえ、妊婦やその家族を励ましていく必要があります。

B. 嗜好品（アルコール、タバコ、コーヒー）への対応

　妊娠や授乳期間中は、アルコールや喫煙は避けるようにします。コーヒーは適量であれば問題ないとされ、カナダ保健省のホームページでは、1 日当たりに摂取できるカフェインの量は 300 mg までとされています。なお、コー

ヒー1杯（237 mL）に含まれるカフェインの量は、約100 mgです。

C. 妊娠に影響を及ぼす食品

ヒジキ中のヒ素やマグロなどの魚介類に含まれるメチル水銀について、注目されています。胎児への影響については不明確であり、今後も情報収集が必要です。厚生労働省の見解（2012年に確認した情報）を**表2.7**に示します。

魚介類に含まれるメチル水銀については、平成22年6月1日に厚生労働省よりQ&Aが改訂されていますので、詳しくは以下のURLを参照ください。

（『妊婦への魚介類の摂食と水銀に関する注意事項について』

http://www.mhlw.go.jp/topics/bukyoku/iyaku/syoku-anzen/suigin/dl/index-b.pdf）

参考として、妊婦が注意すべき魚介類の種類と、その摂取量の目安を**表2.8**に示します。

ビタミンAの過剰摂取も、避ける必要があります。ビタミンAは、やつめうなぎやレバーなどに多く含まれます。可食部100 g当たりに含まれるレチノール量を**表2.9**に示します。

表2.7　ヒジキ中のヒ素やマグロなどの魚介類に含まれるメチル水銀について

・ヒジキ中のヒ素	ヒジキを極端に多く摂取するのではなく、バランスのよい食生活を心がければ、健康上のリスクが高まることはない。
・メチル水銀	一定の注意が必要である。

表2.8　妊婦が注意すべき魚介類の種類と、その摂取量（筋肉）の目安[9)]

摂食量の目安	魚介類
1回約80 gとして、妊婦は週に1回まで （1週間あたり80 g程度）	キンメダイ メカジキ クロマグロ メバチ（メバチマグロ） マッコウクジラ
1回約80 gとして、妊婦は週に2回まで （1週間あたり160 g程度）	キダイ マカジキ ミナミマグロ クロムツ

参考1）マグロの中でも、キハダ、ツナ缶は通常の摂食で差し支えない

2）寿司一貫または刺身一切れあたりの重量は15 g程度

表 2.9　可食部 100 g あたりに含まれるレチノール量

食品	レチノール（μg）	食品	レチノール（μg）
やつめうなぎ（生）	8200	豚レバー（生）	13000
うなぎ（蒲焼/白焼き）	1500	鳥レバー（生）	14000
牛レバー（生）	1100		

（『日本食品標準成分表 2010』より抜粋）

厚生労働省『日本人の食事摂取基準（2010 年版）』によると、妊婦初期～中期のビタミン A 推奨量は 650 ～ 700 μgRE/ 日、妊娠末期は 730 ～ 780 μgRE/ 日です。また、ビタミン A 過剰摂取による胎児奇形の報告を考慮した、健康障害非発現量は 4500 μgRE/ 日となっています。妊娠中は貧血気味になるため、鉄分を多く摂ることが推奨されますが，鉄分を多く含む食品としてレバー摂取を推奨している妊婦用の一般書籍があるので注意してください。

D.　葉酸と神経管閉鎖障害（妊婦）

二分脊椎等の神経管閉鎖障害については、妊娠可能な年齢の女性等への葉酸の摂取が、その発症のリスクを低減することが報告されています。厚生労働省は、妊娠を計画している女性に対し、妊娠 1 か月以上前から妊娠 3 か月までの間、食事からの葉酸摂取量に加えて、いわゆる栄養補助食品から 1 日 0.4 mg の葉酸を摂取するように推奨しています（葉酸摂取量は 1 日当たり 1 mg を超えるべきではない）。薬剤師として注意すべきことは、葉酸の過剰摂取と葉酸以外の成分（特にビタミン A）の摂取です。マルチビタミンとして、葉酸とビタミン A を摂取しているケースがありますので、必ず含有成分量を確認してください。

2.4　妊婦・授乳婦から受ける質問の特徴

妊婦・授乳婦からの質問は、本章冒頭の『妊娠（授乳）しています。このお薬は大丈夫ですか？』で代表されます。この質問は主治医に対してなされますが、主治医には言えなくて薬剤師に質問するケース、主治医へ質問するのを忘れたため薬剤師に質問するケース、そして再確認する目的で主治医にも薬剤師にも同じ質問をするケースなどがあります。このため、主治医との密接な連携が必要となります。妊婦・授乳婦の場合、自分自身のリスク回避よりも、胎児や乳児のリスクを回避したい気持ちが強いのが特徴です。妊婦・授乳婦からの質問に対して安易に対応すると、自己判断で服薬中断や、妊娠時期によっては中絶を考慮する可能性があります。また、妊婦以外の方から催奇形性に関する質問を受けた場合も、その方の関係者のなかに妊婦がいるかもしれないことを念頭に置いて話をする必要があります。一方で、催奇形性が認められない薬剤であっても、安全性を強調しすぎてもいけません。最新の情報に基づいた十分な説明、そして妊婦本人やご家族の理解・納得を支援していくスタンスが求められます。

[鈴鹿医療科学大学　薬学部　教授　八重徹司]

引用・参考文献

1）実践　妊娠と薬　第2版－10,000例の相談事例とその情報、佐藤孝道ほか監修、じほう
2）母乳とくすりハンドブック2010、大分県「母乳と薬剤」研究会編、大分県地域保健協議会発行
3）妊娠・授乳女性の薬ハンドブック 第3版　アップデート版、ドナルド・R. コースタンほか著、メディカル・サイエンス・インターナショナル
4）RxList : http://www.rxlist.com/script/main/hp.asp
5）オーストラリア・リスクカテゴリー：http://www.tga.gov.au/hp/medicines-pregnancy.htm
6）LactMed : http://toxnet.nlm.nih.gov/cgi-bin/sis/htmlgen?LACT
7）国立成育医療研究センター（授乳中の薬の影響）：http://www.ncchd.go.jp/kusuri/lactation/druglist.html
8）厚生労働省「重篤副作用疾患別対応マニュアル」：http://www.info.pmda.go.jp/juutoku/juutoku_index.html
8）Kaneko S, et al, Congenital malformations due to antiepileptic drugs. Epilepsy Res. 33(2-3) : 145-58, 1999
9）厚生労働省「魚介類に含まれる水銀について」http://www.mhlw.go.jp/topics/bukyoku/iyaku/syoku-anzen/suigin/

第3章 高齢者

概論

日本が高齢社会になったのは1985年で、先進諸国のなかでは最も遅かったのですが、2008年には世界に先駆けて最も早く超高齢社会に突入してしまいました。その結果、日本は十分な準備もできずに高齢社会に対応しなくてはならなくなり、特に高齢者医療への対応は社会的な急務になっています。高齢者の薬物治療は、小児や妊婦の医療とともに非常に気を使う領域です。高齢者の薬物治療の注意点をあげてみました。

1. 腎機能や肝機能などの生理機能が低下することによって、体内挙動（吸収・分布・代謝・排泄）が大きく変化します。
2. 脳の機能が低下することによって、中枢に影響する薬剤への感受性が高くなります。
3. 認知能力が低下して、本人は薬を飲む気があっても、薬の飲み忘れや中断が多くなります。
4. 身体機能が低下して、薬剤への感受性が高まることで、副作用が発現しやすくなります。
5. 視力·聴力の低下に伴う、服薬コンプライアンス*の悪化が引き起こされます。
6. 合併症が多くなり、薬の種類・量が増え、そのことによって相互作用のリスクが高くなります。
7. 多数の疾患を合併したり、複数の医療機関を同時に受診することで多剤併用になる可能性があり、重複投与・調剤過誤のリスクが高まります。
8. 身体機能が低下することで、薬の取り扱い（容器の開閉など）が困難になります。

これらの注意点を中心に、高齢者の薬物治療の問題点を解説していきます。なお、以下の基本事項は、おさえておきましょう。

【基本事項】

・高齢者は種々の背景を考慮して、原則的には低用量から服薬が開始されます。高齢者では、一般的に若年者の1/2～1/3程度の用量が、開始用量の目安といわれています。

・状態変化などによって、副作用の発現頻度が激増することがあります。

重要用語の解説

【服薬コンプライアンス】服薬遵守を意味し、決められた用法の服薬を守ることをいいます。服薬コンプライアンスは、医療側からの指示に従って服薬することで、患者さんにとっては受け身的な考え方といえます。最近は、患者さんが処方内容・剤形などの選択や用法・用量を、医療側と相談しながら決めていく自主的な服薬、"アドヒアランス"という考え方も定着してきています。

3.1 高齢者の特徴

A. 薬物動態（ADME）の変化

加齢によって、薬物の吸収、分布、代謝や排泄等の生理機能が低下していきます[1)]（**図 3.1**）。

①**吸収過程**：消化管や皮膚等からの薬物の吸収は、膜透過による物理的な現象なので、加齢による変化は少ないと考えられています。加齢によって胃酸分泌が低下することで、酸性薬物・塩基性薬物の吸収の変化もみられますが、消化管の機能低下による胃内容物排出の遅延や、腸管の蠕動（ぜんどう）運動抑制による移動速度低下の影響のほうが、より大きいと考えられています。

蠕動運動が低下することによって、薬物吸収が全体的に遅延していきます。

図 3.1　加齢に伴う薬物動態の変化（グラフはイメージです）

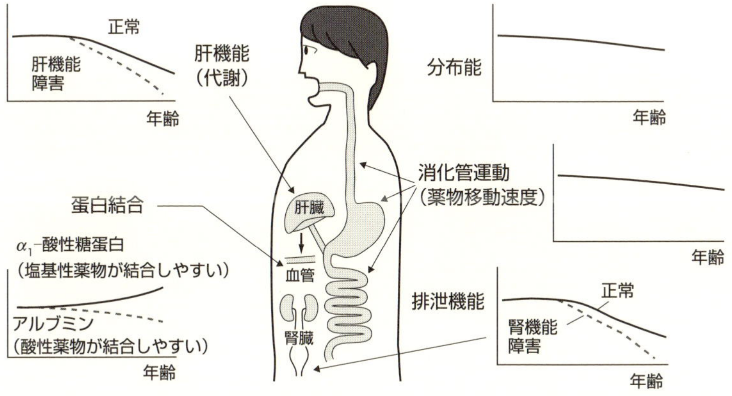

図 3.2 消化管蠕動運動の低下による薬物動態の変化

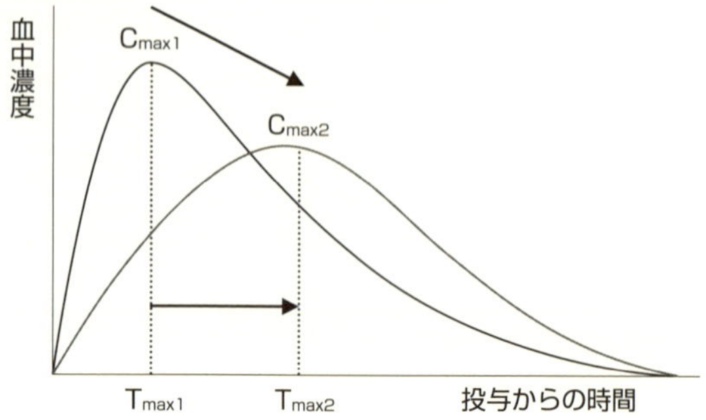

その結果、最高血中濃度に到達する時間（T_{max}）が長くなり、最高血中濃度（C_{max}）自体も低くなります。結果として、高齢者では薬物血中濃度のピークがなだらかになることで、薬物の効果が低くなることが予想されます（**図 3.2**）。この考え方は、静脈内注射以外の注射、経皮吸収、経鼻投与等の粘膜吸収、坐剤等の投与方法でも共通した現象といえます。

ミニメモ　酸性薬物・塩基性薬物の吸収

消化管などの膜組織では、分子型薬物では透過しやすく、イオン型では透過しにくくなります。酸性薬物は酸性下では分子型、塩基性下ではイオン型になります。したがって、胃酸分泌が低下した場合には、酸性薬物では吸収が悪くなり、塩基性薬物では吸収率が高くなります。

＜酸性下＞

[酸性薬物]　$R\text{-}COO^- + H^+ \rightarrow R\text{-}COOH$（分子型）

[塩基性薬物]　$R\text{-}NH_3^+ + H^+ \rightarrow R\text{-}NH_3^+ + H^+$（イオン型）

＜塩基性下＞

[酸性薬物]　$R\text{-}COO^- + OH^- \rightarrow R\text{-}COO^- + OH^-$（イオン型）

[塩基性薬物]　$R\text{-}NH_3^+ + OH^- \rightarrow R\text{-}NH_2 + H_2O$（分子型）

②**分布過程**：分布に影響の大きい因子である血流量は、加齢とともに低下するため、原則的に体の組織に移行していく分布の過程はゆっくりになります。

分布に影響を与える生体組織の組成は、加齢によって比率が変化します[2)]。高齢者では筋組織が減って脂肪組織に変わっていくために、脂肪分の比率が高くなります（**図 3.3**）。そのため、脂溶性の高い薬物では、分布容積（血

図 3.3　加齢に伴う身体組成の変化[3)]

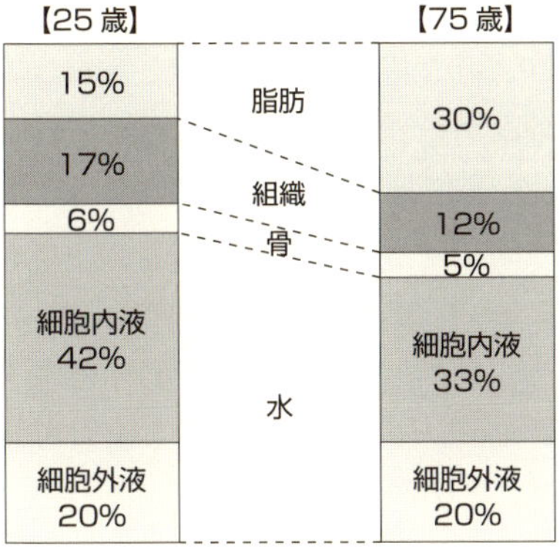

中以外で蓄積できる部分）が増加することで血中濃度が低下し、高齢者では効果が減弱する傾向があります。睡眠剤等をはじめとする中枢作用薬は、比較的脂溶性の高い薬物が多く、それらの血中濃度は低くなる傾向があります。一方、シメチジンやアミノ酸配糖体系抗生物質などの水溶性薬剤は、逆に血中濃度が高くなって、高齢者で効果が強く現れる傾向があります。

加齢に伴い、酸性薬物と結合能の高いアルブミンの血中濃度は低くなり、塩基性薬物と結合能の高い α_1–酸性糖蛋白の血中濃度は高くなる傾向が見られます[2)]。そのため、高齢者では遊離している（蛋白結合していない）薬物量は、酸性薬物は増加傾向、塩基性薬物では低下傾向となります。ただし、蛋白結合率の高い薬物では血中濃度への影響も無視できないようですが、臨床的には腎臓などの臓器の状態が良好であれば、大きな問題にはつながらないようです。

③代謝過程：加齢による肝機能の低下によって、薬物はより代謝されにくく、体内に蓄積していく方向に向かいます。肝臓での薬物代謝能は、代謝酵素活性と肝血流量で決まります。肝臓の CYP 酵素含量は、若年者と比べて 50 歳代で約 10％、70 歳代では約 30％低下し、肝血流量は 20 ～ 50％低下してしまいます。しかし、肝代謝酵素の低下は分子種によって異なっており、CYP3A4、CYP2C19 では低下しますが、CYP2C9、CYP2D6、グルクロン酸抱合、硫酸抱合では大きな変化はありません[2)]。ただし、75 歳以上ではグルクロン酸抱合能の低下も指摘されています。肝機能の低下は、初回通過効果*

を低下させ、バイオアベイラビリティ*（生物学的利用率）を上昇させます。

④**排泄過程**：高齢者では低蛋白食になりがちであることから、尿が塩基性に傾いたり、薬物の血漿蛋白結合率が変化したりすることで、腎臓における薬物の尿中排泄や再吸収が影響されることも考えられます。しかし、加齢に伴う腎機能低下のほうが排泄過程により大きい影響を与え、薬物は排泄されにくくなって、蓄積方向に向かいます。加齢によって腎臓の血流量が毎年1～2%程度低下し、また、腎臓の基本的な機能単位であるネフロンも減少していきます。クレアチニンクレアランス値などを定期的に確認していくことによって、薬物排泄の低下を確認していくことが大切です。

<薬物動態の変化に対しての対応>

高齢者の体内での薬物の動きは、それぞれの患者さんの状態によって変化し、吸収・分布・代謝・排泄で薬物は異なった挙動を示すために、それぞれの因子ごとで判断することは非常に難しいと思われます。しかし、全体としては、高齢者において薬物は蓄積方向に向かうため、原則的には成人健常者に比べて低用量から投与を開始して、ゆっくりと増量することが一般的な考え方です。

重要用語の解説

【初回通過効果】経口薬や坐剤など消化管から吸収される薬剤は、血中に入るまでに、いったん肝臓を通過して代謝を受けます。このように、吸収過程で最初に肝臓を通過する現象を初回通過効果といいます。

【バイオアベイラビリティ（bioavailability）】投与された薬物の利用率を反映している値です。一般的には、静脈内投与でのAUCと経口投与におけるAUCの比率、すなわち

生物学的利用率（%）＝経口投与AUC/静脈投与AUC × 100

で表わされます。

B. 脳機能の低下

正常な状態でも、認知機能は加齢とともに緩やかに低下していきます。認知症では機能低下は急激に進み、脳血管障害でも脳梗塞イベントとともに階段式に低下していきます。

脳の機能低下によって、中枢に対して抑制的に働く薬剤の効果が過剰に出てしまいます。若年者に比べて高齢者では、抗精神病薬、抗不安薬、睡眠薬、

図 3.4　加齢に伴う脳機能の低下（グラフはイメージです）

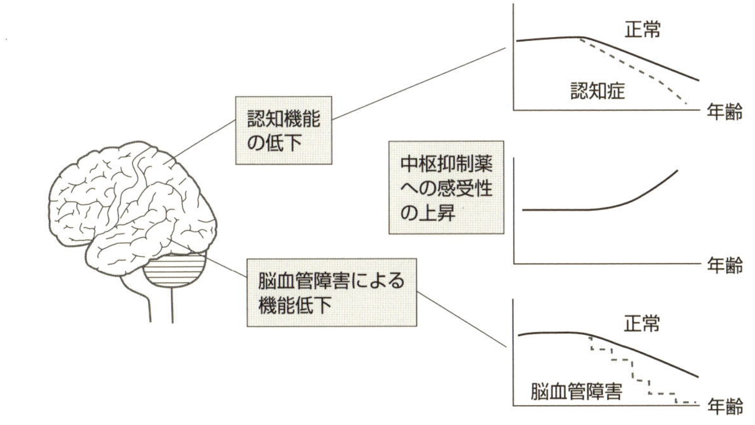

抗てんかん薬、中枢性筋弛緩薬、麻薬性鎮痛薬、鎮痛解熱薬等の中枢作用を持つ薬剤は、脳機能をより強く抑制する傾向があります（**図 3.4**）。

そして、脳の機能低下によって服薬状況が悪化することも考えられます。患者さんの服薬意欲が減退することで、服薬の中断が増加します。また、服薬意欲が減退していなくても、認知機能の低下によって服薬を忘れたり、用法が守れなかったり、服薬管理が不良になる場合もあります。

＜脳機能低下への対応＞

中枢を抑制する薬物は、副作用の発現を抑制するためにできるだけ低用量から服薬を開始し、効果・副作用などを確認しながらゆっくりと増量していく治療が行われます。

患者さんの服薬意欲が低下した場合には、根気よく服薬の必要性を説明していきましょう。意欲があっても服薬管理が不良になった場合には、処方内容をシンプルにする、服薬回数を少なくする、一包化する、お薬カレンダーを利用するなどの検討が必要です。ご家族や介護者さんの協力を得ることで、解決できることもあります。

C. 身体機能の低下

高齢者では、視力・聴力をはじめとする感覚機能が低下しています。その

図 3.5　加齢に伴う身体機能の低下（グラフはイメージです）

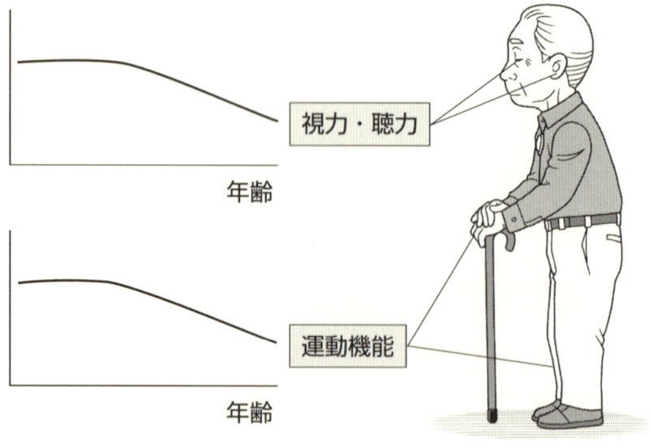

ため情報の入手が困難になり、服薬コンプライアンスの低下につながることがあります。また、運動機能の低下によって、容器などの取り扱いが困難になる場合もあります（**図 3.5**）。

運動機能低下は、ふらつき・転倒等の原因にもなります。中枢を抑制する薬剤は、高齢者の認知機能や運動機能を抑制して傾眠傾向となり、また転倒のリスクを高めます（p.64 **表 3.1** 参照）。中枢を抑制する作用が強い薬剤は、できるだけ日中の服薬を避けるようにして、夕方以降の服薬を検討していきましょう。筆者の勤務している病院（執筆当時）でも、睡眠薬の服薬を実際の就寝の時間に近づけることで、転倒のリスクが減った経験をしています。

＜身体機能低下への対応＞

視覚･聴覚などの低下によって服薬コンプライアンスが低下した場合には、情報提供をわかりやすく説明・表示するように対応していきましょう。容器等の取り扱いに対しては、患者さんの希望を聴いて、薬を取り扱いやすいようにしていきましょう。一包化なども 1 つの選択肢です。

D. 服薬環境の変化

高齢者では、若年者に比べて副作用が現れやすいことがわかっています[4)]。そして、服薬剤数と副作用発現率に相関がみられ、加齢とともに服薬数が増加していることも示されています[5)]。1 疾患あたりの処方剤数は平均 1.3 剤で、高齢者の服薬数は疾患数と相関性が高いともいわれています[6)]。つまり、高

図 3.6　加齢による服薬数増加の影響（グラフはイメージです）

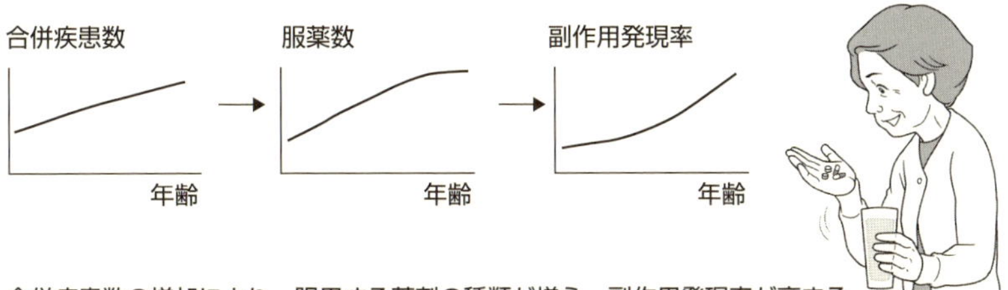

合併疾患数の増加により、服用する薬剤の種類が増え、副作用発現率が高まる。

齢者では合併疾患数が増加する傾向にあり、そのことが服薬数を増加させ、その結果として副作用発現率が高まるという関係になります（**図 3.6**）。

また、服薬数が増えることによって、相互作用のリスクが高くなり、処方監査ミス、調剤ミス、調剤監査ミスなどの調剤過誤にもつながります。そして、服薬する薬剤の種類や用法が増えることで、患者さんの服薬時の混乱・間違いが増える可能性もあります。

3.2　高齢者において特に注意すべき薬剤

高齢者にとって転倒事故は、寝たきりなどの危険因子となります。**表 3.1** に転倒のリスクが大きい薬剤を示します。

3.3　高齢者への服薬指導の工夫

A. 服薬環境の悪化に対する対応

投薬量を増やさない工夫をしていきましょう。そのためには、投与の動機が低い薬剤の中止、対症療法としての薬剤投与の回避などを検討し、担当医と連絡を密にとります。また、症状が強く現れる急性期では薬物量が増えることが多いため、状態が落ち着き次第、減量や薬物投与以外の治療法の検討をしていくことが大事です。複数の合併疾患があったり、多施設受診がある場合には、お薬手帳を利用したり、かかりつけ医に相談してもらったり、かかりつけ薬局に一元化してもらうように指導していきましょう。

表 3.1　転倒のリスクの高い薬剤

薬剤	転倒リスク	備考
ベンゾジアゼピン系薬剤	○	せん妄を生じやすい
三環系抗うつ薬	○	抗コリン作用の強い薬剤で特に注意
四環系抗うつ薬	○	α_1 遮断作用、抗 H_1 作用の強い薬剤（デジレル®、レスリン®、テトラミド®、レメロン®・リフレックス®）でふらつき・眠気に注意
フェノチアジン系	○	
ブチロフェノン系	△	
第 2 世代抗精神病薬	○	α_1 遮断作用、抗 H_1 作用の強い薬剤（ジプレキサ®、セロクエル®）で、ふらつき・眠気に注意
抗ヒスタミン（H_1）薬	○	脂溶性が高く、脳への移行性が高いもので注意
抗痙攣薬	△	血中濃度の定期測定必要。フェノバール®、アレビアチン®、テグレトール® は認知障害を惹起しやすい
抗コリン作用薬を含む総合感冒薬（PL など）	○	
インスリン、血糖降下剤	○	低血糖により認知障害
抗不整脈剤	○	ジギタリス製剤、リドカインで、せん妄や認知障害のリスク高い
筋弛緩剤	○	テルネリン®、ミオナール® 等
血圧降下剤	○	

（中村　祐，認知症機能障害の薬物療法と意義，治療 89（11），3001−3009, 2007 より抜粋，一部改変）

細かい状況は、それぞれの専門分野によって異なります。薬剤師同士および担当医との連携を高め、専門以外の情報を補うことが、患者さんのより良い服薬環境作りにつながっていくと思われます。

3.4　高齢者から受ける質問の特徴

高齢者では、感覚機能や認知機能が低下している場合があります。はっきりとした言葉でわかりやすく、ときには図や絵を使って説明しましょう。以下によくある質問とその答え方の例を示します。

1. 薬は何で飲んだらよいですか？

基本的には白湯や水が最も適しています。以前は、お茶は鉄剤の吸収を妨げると言われて避けられていましたが、今は大きな影響はないということがわかっています。また、牛乳は胃に被膜を作って薬の吸収を妨げるので避けたい飲料ですが、胃障害が強い薬では胃の保護を目的に事前に牛乳を飲むことを勧める場合もあります。グレープフルーツ（ジュース）は肝代謝酵素であるCYP3A4を阻害しますので、薬の効果・副作用に大きく影響する場合があります。降圧薬、向精神薬、糖尿病治療薬など幅広い薬剤で影響を受けますので、基本的には避けるように指導しましょう。

2. どのくらいの量の水で薬を飲んだらよいですか？

基本的には150～200 mL程度の水で服薬することが勧められています。水分摂取量の制限がある場合には、その都度検討する必要があります。高齢者の場合、脱水傾向になりますので服薬時には多めの水が望まれます。特に薬剤が食道に張り付いた場合には、炎症・潰瘍などに進展する危険性もありますので、最初に食道を少量の水で潤してから多めの水で服薬するように勧めましょう。

3. 大きい薬は飲みにくいのですが、噛んだり、カプセルを外したりして飲んでもよいですか？

基本的に、薬は砕いたり、脱カプセルをしたりできるようには作られていません。飲みにくい場合には、自分で粉砕せずに医師・薬剤師に相談するように指導しましょう。

4. 同じような病気だったら、他の人と薬の交換をしてもよいですか？

同じ病気であっても同じ原因かどうかはわかりません。また、年齢、性別、体格、健康状態などによって薬の量や種類が変わってくる場合もあります。薬は自分でもらったものを飲みましょう。また、時間が経つと病気の状態が変わることがあります。前にもらって飲み残した薬を、同じような症状だからといって飲むことも避けるように指導しましょう。

5. 薬の管理が難しくてわからなくなります。

薬が多くなってくると管理が大変になります。一度に飲む薬を１つの包にまとめた一包化で管理が楽になることもあります。日にちや曜日ごとに薬を入れておけるお薬カレンダーの利用や、訪問看護や訪問薬剤指導において相談することも１つの方法であることを伝えましょう。

6. たくさんの薬をもらっているのですが……

いろいろな病院や診療科に同時にかかっているときには、似たような種類の薬の重複や相互作用のある薬をチェックする目的で、お薬手帳を必ず持参するように指導しましょう。

[鈴鹿医療科学大学　薬学部　教授　三輪高市]

引用・参考文献

1) Perucca E. : Age-related changes in pharmacokinetics : predictability and assessment methods. Int. Rev. Neurobiol. 81, 183−199, 2007
2) 灘井雅行：薬物有害作用を避ける工夫―薬物動態の加齢変化と処方量の調節―. レジデント 2 (12) : 12−20, 2009
3) Ritschel WA : Phrmacokinetic approach to drug dosing in the aged. J. Am. Geriatr. Soc. 24 : 344−354, 1976
4) 鳥羽研二ほか：老年者の薬物療法 薬剤起因性疾患. 日老医誌 36 : 24−28, 1999
5) Suzuki Y. et al. : Multiple consultations and polypharmacy of patients attending geriatric outpatient units of university hospitals. Geriatr. Gerontol. Int. 6 : 244−247, 2006
6) 秋下雅弘：高齢者薬物療法のエビデンスと注意点―多剤服用の忌避と慎重投与薬のリスト―. レジデント 2 (12) : 21−28, 2009

Part Ⅲ

疾患別 服薬指導

さまざまな疾患を抱える患者に対して適正な服薬指導を行うためには、治療薬の選定にかかわる病態を十分に理解したうえでの対応が必要になります。患者は、急性期や慢性疾患、さらには、がんの終末患者に至るまで、背景が多様性に富んでいます。最近では、超高齢社会であるために、複合的疾患を有する患者も増えており、薬の相互作用や副作用を考慮した服薬指導が求められています。

第1章 循環器

概論

不整脈は、心臓に基礎疾患がなくとも加齢により、その頻度が増加することが知られています。抗不整脈薬は催不整脈作用のほか、さまざまな副作用を有しています。薬効を説明することはもちろん、各薬剤の副作用の初期症状をきちんと説明し、適切な対処ができるように指導します。高血圧症は脳血管障害、腎不全、心不全などの原因となります。これらを予防するためには症状を自覚しなくとも、生涯にわたる降圧療法が必要であることを理解してもらいます。虚血性心疾患は基礎病変として冠動脈硬化が存在することを理解させ、発作予防薬だけでなく、冠動脈硬化に対する薬物治療とリスクファクター回避の必要性を説明します。心不全は種々の心疾患の増悪した結果であり、したがって心不全を軽減させる治療のみではなく、基礎疾患に対する治療の必要性を説明します。また、心不全は軽快しても再発しやすいため、食塩摂取制限、適切な運動療法などの生活指導を併せて行います。

1.1 不整脈

Point 1 疾患・治療の特徴を理解しよう

A. 不整脈とは

不整脈は、心臓の刺激伝導系の異常（洞房結節以外の電気的刺激や、刺激伝達系を介する電気的興奮から外れた伝導）の結果生じるもので、「正常洞調律以外の調律」と定義されます（**図 1.1**）。

不整脈が発生する主な原因は、冠動脈疾患、心臓弁障害、心不全、先天性心疾患等の心臓に起因する疾患です。また、心臓に関係なく、甲状腺機能異常など他の疾患も問題になります。さらに加齢や体質的なもの、ストレスや睡眠不足、疲労等によっても不整脈は起こりやすくなるといわれています。

不整脈の発生機序としては、刺激生成異常によるものと、刺激伝導異常によるものとに分けられます。刺激生成異常は、洞結節の刺激発生間隔が短くなったり、長くなったりするほか、刺激伝導系以外の細胞の自動能により刺激が発生したり、刺激発生能力をもたない細胞が刺激を発生する場合があります。刺激伝導異常には、洞結節からの刺激が途中で伝わらなくなる伝導ブ

図 1.1　正常な洞調律

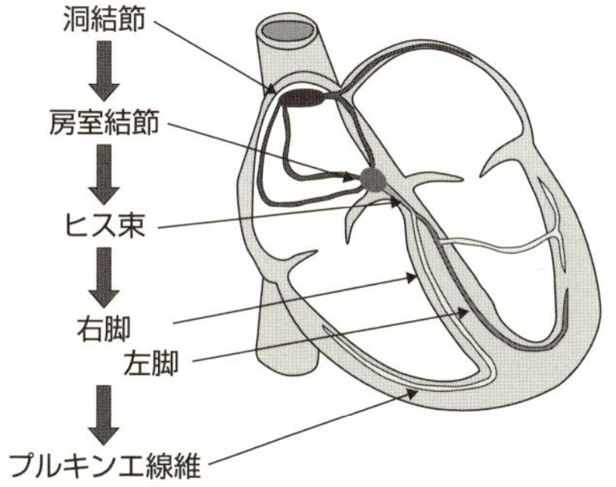

高位右心房にある洞結節で発生した電気的興奮が、心房内を伝わって房室結節に入り、ヒス束から右脚・左脚へ伝導し、プルキンエ線維を介して左右の心室へと規則正しく伝えられていく。

ロック、繰り返し興奮するリエントリーがあります。

不整脈は大きく分けて、心拍数が早くなる頻脈性不整脈、遅くなる徐脈性不整脈、脈が飛ぶ期外収縮の 3 つに分けられます。

（1）頻脈性不整脈

①洞性頻脈（sinus tachycardia）：洞結節でのリズムが 100 回/分を超えるものをいいます。

②心房細動（atrial fibrillation ; Af）：心房が無秩序に興奮し、統一した収縮がとれない状態です。一般的には良性の不整脈といわれていますが、長期間続くと、心房の中で滞留した血液が凝固して血栓となり、脳塞栓や肺塞栓といった血栓塞栓症を引き起こすことがあります。

③心房粗動（atrial flutter ; AF）：心房細動と同じく心房が無秩序に収縮します。

④発作性上室性頻拍（paroxysmal supraventricular tachycardia ; PSVT）：突然、200 回/分前後の頻拍発作をきたし、動悸や息苦しさが出現します。

⑤心室頻拍（ventricular tachycardia ; VT）：心室性期外収縮が 3 発以上続いたもので、致命的な心室細動へ移行しやすく、心拍出量の低下に伴う血圧低下や失神が起こります。

⑥心室細動（ventricular fibrillation ; Vf）：心室が不規則な興奮や収縮を続け、血液を拍出できない状態となるため、速やかに電気的除細動を行う必要があります。

(2) 徐脈性不整脈

①洞不全症候群（sick sinus syndrome；SSS）：洞結節から生成される興奮が遅くなることが原因で起こります。失神やふらつき、息苦しいなどの症状が出現することがあります。

②房室ブロック（atrio-ventricular block；A−V block）：心房から心室への刺激伝導が障害される状態です。障害の程度によりⅠ～Ⅲ度に分類されます。Ⅲ度は完全房室ブロックと呼ばれ、心房と心室間の伝導が完全に途絶えます。

(3) 期外収縮

①上室性期外収縮（supraventricular premature contraction；SCPC）：通常の収縮に加えて、予定外の収縮が起こる不整脈です。上室性の場合にはまったく無症状のこともあります。

②心室性期外収縮（ventricular premature contraction；VPC）：心室内に異所性興奮が発生し、本来の洞調律時に発生する興奮より、早い時点で心室興奮が起こります。

B. 抗不整脈薬の治療目標

不整脈のうち、致死的な不整脈へ移行するのはごく一部ですが、突然死の原因のかなりの部分を占めます。不整脈の治療目標は、このような突然死の回避です。また、不整脈そのものが命を脅かすことはなくとも、日常生活に大きな支障をきたし、患者さんのQOLが下がるような、自覚症状の強い不整脈、心不全や脳梗塞などの重篤な合併症を生じる危険性のある不整脈は、治療の対象となります。

Point 2 お渡しする薬の特徴を知ろう～主作用と副作用

A. 主な治療薬の種類と分類

心筋細胞では、ナトリウム、カルシウム、カリウムの3つのイオンが、チャンネルやポンプを介して細胞内外を移動することにより、活動電位が形成されます。抗不整脈薬はこれらのチャンネルやポンプ、心筋のβ受容体に作用します。ここでは、活動電位に及ぼす薬理作用により分類される

Vaughan Williams（ヴォーン・ウィリアムズ）分類にそって説明します。なお、Vaughan Williams 分類には、ジギタリスは含まれていません。

①**Ⅰ群薬**：代表的な薬剤（ジソピラミド、シベンゾリンコハク酸塩、アプリンジン塩酸塩、メキシレチン塩酸塩、フレカイニド酢酸塩）

Na チャンネル抑制作用があります。

［Ⅰa］：Na チャンネルを遮断することで刺激伝導系速度を抑制し、さらに K チャンネルも抑制するので、再分極の時間が遅れ、活動電位持続時間や不応期を延長します。

副作用としては心機能の抑制、刺激伝導障害や QT 延長による催不整脈作用などがあります。ジソピラミド、シベンゾリンは抗コリン作用を有し、口渇、排尿障害、眼圧上昇、まれに低血糖が出現することもあります。

［Ⅰb］：Ⅰa 群薬と同様に Na チャンネル遮断作用を有しますが、K チャンネルは抑制しないため、活動電位持続時間や不応期は短縮します。主に心室筋に作用するので、心室性不整脈や Torsades de pointes の第一選択薬となります。アプリンジンは主に CYP2D6 で代謝され、通常投与量の範囲内で非線形の体内動態を示します。メキシレチンは特に嘔気・嘔吐の副作用が現れやすいとされています。

［Ⅰc］：Na チャンネル遮断作用をもち、他の抗不整脈薬が使用できないか、無効の場合の頻脈性不整脈に使用されます。副作用として催不整脈作用、心不全悪化があります。フレカイニドは心不全が増悪しやすいことに注意します。

②**Ⅱ群薬（β 遮断薬）**：代表的な薬剤（ランジオロール塩酸塩、アテノロール）

心筋の β 受容体を遮断し、心拍数や心筋収縮力を低下させます。副作用としては、徐脈、低血圧、消化器症状、脂質代謝障害、めまいなどがあります。また、脂溶性 β 遮断薬は脳へ移行しやすいため、中枢性の副作用（悪夢、うつ）に注意します。

③**Ⅲ群薬（K チャンネル遮断薬）**：代表的な薬剤（アミオダロン塩酸塩）

K チャンネルを抑制して、再分極過程を抑制し、活動電位持続時間や不応期を延長します。心房性・心室性不整脈いずれにも用いられますが、作用が強く、生命の危険がある再発性不整脈や、他の薬剤が無効な場合に限定して使用されます。このクラスのアミオダロンの副作用は肺機能異常、間質性肺炎、肝障害、甲状腺機能障害、角膜色素沈着などがあります。アミオダロンは、半減期が19～53日と非常に長く、投与中止後も体内からの消失に長時間を要します。

④Ⅳ群薬（Ca拮抗薬）：代表的な薬剤（ベラパミル塩酸塩）

L型Caチャンネル遮断することで、洞結節の自動能や房室結節の伝導を抑制します。発作性上室性頻拍や心房細動のコントロールなど房室結節、洞結節に関与する心房性不整脈に用いられます。副作用として房室ブロック、徐脈、血圧低下、心不全の悪化等があります。

⑤ジギタリス製剤：代表的な薬剤（ジゴキシン）

迷走神経刺激作用、房室結節の伝導を遅延させる作用を有するため、頻脈、頻拍の治療にも用いられます。重大な副作用として徐脈などのジギタリス中毒があります。ジギタリス中毒の初期症状として、消化器症状、視力の異常、精神神経症状などが現れます。

ミニメモ　アップストリーム治療

これまでの抗不整脈薬治療やアブレーションは、すでに形成されている不整脈基盤から発生する異常興奮を抑制することを目標とした治療で、ダウンストリーム治療と呼ばれます。アップストリーム治療とは、不整脈の発生をもたらす病態（心筋の電気的・構造的リモデリング）の進行を抑制、改善することで不整脈の発生を予防する治療法で、不整脈成立機序より上流をターゲットとするという意味です。ACE阻害薬やARBの心筋リモデリング抑制効果、スタチンの抗炎症効果、抗酸化ビタミンの抗酸化効果による心房細動に対する有用性が示唆されています。

Point 3　患者さんに必要な情報を正しく伝えよう

A. 飲み忘れへの対処（表1.1）

抗不整脈薬の効果を十分に引き出すためには、コンプライアンスの維持が重要であり、急に服用を中止した場合には、症状が悪化する場合もあることを伝えます。

B. 低血糖に対する対処

ジソピラミドやシベンゾリンは、膵臓のKチャンネル抑制による血糖降下作用があります。特に高齢者、糖尿病、肝障害、腎障害、栄養状態不良の

表 1.1　飲み忘れたときの対応

ジソピラミド	気がついたとき、次の服用時間まで 4 時間程度あいている場合は、1 回分をすぐに飲みます。次の服用時間まで 2 ～ 3 時間しかない場合は、飲まずに 1 回分とばします。
シベンゾリン	気がついたとき、すぐに 1 回分を飲みます。ただし、次に飲む時間が近い場合は 1 回とばします。
アプリンジン	飲み始めて 2 週間以内の場合は、次の服用まで 5 時間あれば 1 回分を飲みます。飲み始めて 2 週間以上の場合は 1 回分とばします。
フレカイニド	飲み忘れた分はとばして、次に飲む時間に 1 回分を飲みます。
アテノロール	気がついたとき、すぐに 1 回分を飲みます。ただし、次の服用時間が近い場合は 1 回分とばします。
アミオダロン	気がついたときに、すぐに 1 回分飲みます。ただし、次に飲む時間が近い場合は、飲まずに 1 回分とばします。
ベラパミル	気がついたとき、すぐに飲みます。ただし、次に飲む時間が近いときは、1 回分とばします。
ジゴキシン	飲み忘れた分はとばして、次回から指示通りに内服します。

患者さんでは重篤な低血糖が現れやすくなります。低血糖症状の発現について十分に説明を行い、低血糖症状が認められた場合には、通常は砂糖を、α-グルコシダーゼ阻害剤を併用している場合はブドウ糖を飲むように説明を行います。

Point 4　患者さんに確認しよう

A.　併用薬と食品との相互作用

(1) 医薬品との相互作用

アミオダロンやジゴキシンなど、抗不整脈薬は相互作用が多いため、OTC 医薬品も含めて併用薬を確認することが重要です。また、他の病院を受診する際には、お薬手帳などで現在服用している薬を伝えるように説明します。

(2) 飲食物との相互作用

セイヨウオトギリソウ（セントジョーンズワート）は代謝酵素を誘導し、血中濃度を低下させる可能性があります。ジソピラミドやアミオダロンなど、

CYP3A4で代謝される薬剤が処方されている場合には、摂取を避けるように指導します。逆にグレープフルーツジュースは代謝酵素を阻害し、血中濃度を上昇させますので、こちらも注意が必要です。

B. 腎機能・血清電解質

ジソピラミド、シベンゾリン、ピルジカイニド、ジゴキシンは腎排泄型の薬剤ですので、腎機能の低下により血中濃度が上昇する可能性があります。そのため血清クレアチニン値などで腎機能を確認します。

Point 5 患者さんの質問に正しく答えよう

A. よくある患者さんからの質問

Q『不整脈といわれたのに、どうして血液が固まらない薬を飲むのですか』

答え：心房細動では心房内に血栓をつくりやすくなり、脳梗塞や肺塞栓などの血栓塞栓症の危険性が増大します。そのため脈拍管理（リズムコントロールとレートコントロール）とともに、血栓塞栓症予防として抗凝固薬を飲みます。

スキルアップメモ　抗凝固療法

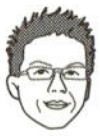

これまで経口の抗凝固薬は、ビタミンK依存性血液凝固因子の生合成を抑制するワルファリンカリウムでした。ワルファリンは、個人によって服用量に大きな差があるのに加え、ビタミンK含有食品などの摂取制限があり、頻回にPT-INR（プロトロンビン時間国際標準比）の定期的なモニタリングと、それに応じた用量調節を行う必要がありました。これに対して2011年に承認されたダビガトランは、トロンビンの触媒反応を阻害する直接トロンビン阻害剤で、血液凝固能のモニタリングが不要で、相互作用も少なく、食事制限もないのが特徴です。しかし、主に腎から排泄されるため、腎障害の患者で死亡例が報告されています。投与前・投与中には腎機能に注意し、鼻出血、歯肉出血、皮下出血、血尿、血便等に注意し、出血があった場合にはただちに連絡するように指導する必要があります。

B. 患者さんに言ってはいけない言葉

『（糖尿病性神経障害で処方されている患者さんに）脈を整えるお薬です』

メキシレチンは糖尿病性神経障害に伴う自覚症状（自発痛、しびれ感）の改善にも用いられます。この場合には、1日300 mgを超える投与での安全性は確立されていません(不整脈に対しては1日450 mgまで投与できます)。

1.2 高血圧

Point 1 疾患・治療の特徴を理解しよう

A. 高血圧とは

高血圧とは、心臓から送り出される血液の量が多くなったり、血管が細くせまくなり血液の流れが悪くなることで、血圧が正常範囲を超えて高く維持されている状態です。高血圧は特定の原因による「二次性高血圧」と、原因疾患が明らかでない「本態性高血圧」に大きく分けられ、高血圧の約90%は本態性高血圧です。日本高血圧学会（JSH）による『高血圧治療ガイドライン2009（JSH2009)』では、診察室血圧で収縮期血圧が140 mmHg、拡張期血圧が90 mmHgのどちらか一方でも超えた場合とされています。また、血圧値以外の危険因子、高血圧性臓器障害や心血管病の有無によって、低リスク、中等リスク、高リスクに層別化します。

B. 高血圧の治療

高血圧治療の目標は、高血圧の持続による心血管病の発症や進展・再発を抑制し、機能障害や死亡を減少させることです。治療法には、降圧薬治療と生活習慣の修正があります。降圧薬治療を行う場合でも、生活習慣の修正を併行して指導します。降圧目標値は**表1.2**に示します。

Point 2 お渡しする薬の特徴を知ろう～主作用と副作用

A. 主な降圧薬

降圧薬としては、Ca拮抗薬、アンジオテンシンⅡ受容体拮抗薬（ARB)、アンジオテンシン変換酵素（ACE）阻害薬、利尿薬、β遮断薬（$\alpha\beta$遮断薬

表 1.2　降圧目標

対象患者	降圧目標（診察室血圧）	降圧目標（家庭血圧）
若年者・中年者	<130/85 mmHg	<125/80 mmHg
高齢者	<140/90 mmHg	<135/85 mmHg
糖尿病患者 CKD 患者 心筋梗塞後患者	<130/80 mmHg	<125/75 mmHg
脳血管障害患者	<140/90 mmHg	<135/85 mmHg

を含む）の 5 種類が第一選択薬として推奨されています。ただし、β 遮断薬は合併症のない高齢者や糖脂質代謝異常合併患者では、必ずしも第一選択薬とはなりません。

B. 併用療法

いずれの降圧薬を用いても、単剤で目標血圧が達成されるのは 1/3 程度であり、多くの場合は、十分な血圧コントロールには複数の降圧薬の併用が必要とされます。併用療法について、大規模臨床試験からのエビデンスは十分ではないものの、**図 1.2** に JSH2009 で推奨された効果的な降圧薬の組み合わせパターンを示します。

図 1.2　効果的な降圧薬の組み合わせパターン

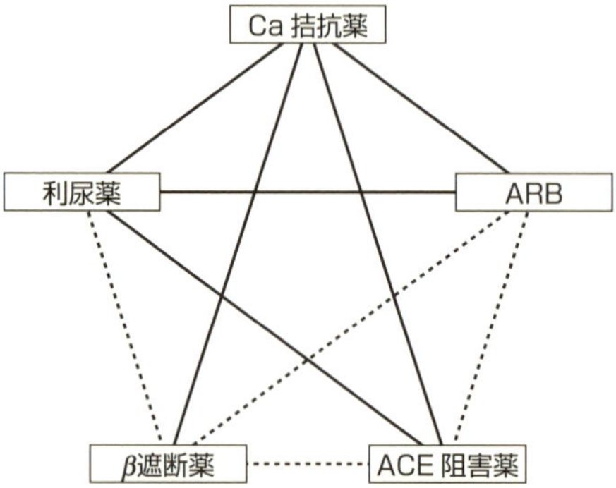

推奨される併用を実線で示す。　（JSH2009 より）

Point 3 患者さんに必要な情報を正しく伝えよう

A. 飲み忘れへの対処（表 1.3）

高血圧になっても自覚症状のないこともあり、治療せず放置したり、治療をはじめても自分で中断したりすることも少なくありません。しかし、高血圧が続くと血管に大きな負担がかかり、全身の血管に障害が起こり、心筋梗塞、脳出血、脳梗塞など、命にかかわる合併症を引き起こす危険性が高まります。このような合併症を予防するために、血圧を目標の範囲内に調節し続けることがとても大切であると説明することが重要です。

表 1.3 飲み忘れたときの対応

アムロジピンベシル酸塩（Ca 拮抗薬）	翌日、通常の時間に 1 回分を飲みます。
バルサルタン（ARB）	気がついたとき、すぐに 1 回分を飲みます。ただし、次の通常飲む時間が 8 時間以内の場合は、1 回分をとばします。
エナラプリルマレイン酸塩（ACE 阻害薬）	気がついたとき、すぐに 1 回分を飲みます。ただし、次の通常飲む時間が近い場合には、1 回分とばします。
トリクロルメチアジド（利尿薬）	気がついたとき、すぐに 1 回分を飲みます。ただし、次の通常飲む時間が近いときは、1 回とばします。
アテノロール（β 遮断薬）	気がついたとき、できるだけ早く飲みます。ただし、次の服用時間が近いときは、1 回分とばします。

B. 生活習慣改善の重要性

高血圧治療において生活習慣改善はとても重要で、薬物療法を行う場合でも併行して指導することで、薬物療法の効果を高めることが期待できます。生活習慣の改善のポイントとしては、以下の 6 つがあります。

①**食塩制限**：1 日 6 g 未満

②**野菜・果物の積極的摂取**：腎障害を伴う患者では高 K 血症をきたす危険性があるので推奨しない。

③**適正体重の維持**：BMI（体重［kg］÷（身長［m］× 身長［m］））25 未満

④**適度な運動**：心血管病のない患者が対象で、中程度の強さの有酸素運動を 1 日 30 分以上

⑤**節酒**：1日飲酒量はエタノール換算で男性20～30 mL、女性10～20 mL以下

⑥**禁煙**：禁煙補助薬なども考慮

Point 4　患者さんに確認しよう

A. 血圧

医療機関だけでなく、自宅での血圧測定は、高血圧を管理するうえでとても有用です。

B. 腎機能

ACE阻害薬は腎排泄型であるため、腎機能障害患者（クレアチニンクリアランスが30 mL/min以下または血清クレアチニンが3 mg/dL以上）に投与すると排泄が遅延し、過度の血圧低下や腎機能をさらに悪化させるおそれがあります。

スキルアップメモ　**24時間自由行動下血圧測定（Ambulatory Blood Pressure Monitoring：ABPM）**

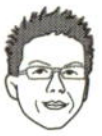

ABPMは2008年4月より保険適用となり、非観血的に15～30分間隔で診察室以外の24時間にわたる血圧情報が得られるようになりました。通常、血圧は覚醒時に高値を示し、睡眠時に低値を示します。ABPMは早朝高血圧（モーニングサージ）や、夜間降圧が消失した夜間非降下型（non-dipper）の診断に有用です。両者とも心血管病のリスクとなり得ると考えられています。また、多数の測定値が得られることにより、診察室血圧より自動血圧計で24時間高頻度に測定した血圧値の平均値のほうが、高血圧性臓器障害の程度とより相関していること、および治療による臓器障害の抑制・改善とも密接に相関していることが示されています。

Point 5　患者さんの質問に正しく答えよう

A. よくある患者さんからの質問

Q1『自宅でも血圧を測っています。血圧の薬は、血圧が高いときだけ飲めばいいのでしょうか』

答え：血圧の薬は、毎日同じ時間に飲みましょう。また、家庭血圧が高くなくても勝手に薬を飲むのをやめないでください。血圧は1日のなかでも、体の活動などさまざまな要因によって変化しています。高血圧の治療では、このような変化もふまえて、全体として血圧を目標の値にコントロールすることが大切です。そのため、そのときの血圧の値にかかわらず、毎日欠かさず薬を飲むようにしてください。

Q2『高血圧の薬は、飲み始めたら一生飲むのですか』
答え：生活習慣の是正で血圧が十分コントロールされたら薬を減らしたり、特に軽症の高血圧の場合、休薬できることもあります。しかし、高血圧の大部分は生活習慣の修正のみでは目標血圧範囲にはならず、一生お薬を飲むことになります。また、休薬後も外来での経過観察は必要で、自己判断で勝手に薬の減量や中止したりすると、急に血圧が上がったりして大変危険です。

Q3『血圧はあまり高くないのに、血圧を下げる薬が処方されたのですが』
答え：高血圧の治療の目的は、良好な血圧コントロールを維持することですが、ARB や ACE 阻害薬のように血圧を下げるだけでなく、臓器保護作用を有することが明らかになっています。処方目的が臓器保護作用にある場合もあるため、患者さんには十分な指導が必要です。

1.3 虚血性心疾患

Point 1 疾患・治療の特徴を理解しよう

A. 虚血性心疾患とは

虚血性心疾患とは、心臓に栄養や酸素を供給している冠動脈が動脈硬化などでせばまり、十分な血液の供給が不足している病態で、狭心症と心筋梗塞に分けられます（**図 1.3**）。

（1）狭心症

狭心症は、心筋が酸素欠乏状態となり、おもに前胸部に締めつけられるような痛みや圧迫感を生じます。症状は左肩から腕、背中、歯へも広がること

図 1.3 虚血性心疾患の原因

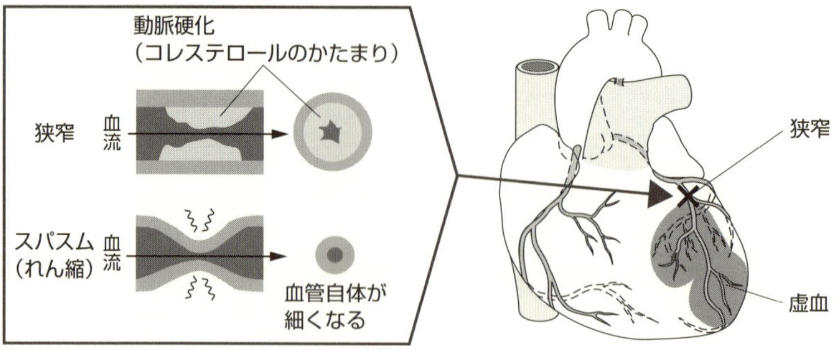

があります。症状は一時的で、数分～10分程度で自然におさまります。

①**労作性狭心症**：動脈硬化により冠動脈の血管内腔がせまくなっている状態で、運動、排便、入浴、食事などの労作で心臓が必要とする血液量が増え、供給不足になったとき症状が出現します。

②**安静狭心症**：冠動脈の一時的なけいれん（冠れん縮）により、血流が途絶して症状が出現します。特に深夜から早朝の就寝中に起こりやすいといわれています。

（2）心筋梗塞

心筋梗塞は、冠動脈が血栓によって完全に閉塞して心筋が壊死を起こした状態です。いったん壊死した心筋は、もとには戻りません。

B．虚血性心疾患の治療

（1）狭心症の治療

狭心症の治療は胸痛発作を抑制するとともに、動脈硬化の増悪および急性心筋梗塞への移行を予防するために行います。狭心症の治療には、薬物療法、手術療法、生活習慣の改善の3つがあります。

（2）心筋梗塞の治療

急性心筋梗塞発症後、できるだけ早く冠動脈形成術や血栓溶解薬などで閉塞冠動脈を再開通し、心筋壊死の拡大を防ぎます。また、胸痛を抑える鎮痛薬、抗血栓薬、硝酸薬、心筋保護の目的でACE阻害薬・ARB、β遮断薬、プラークを安定化させるためにスタチン系薬が用いられます。心筋梗塞患者の合併症として心不全や不整脈があるため、これらの治療も必要となります。

Point 2　お渡しする薬の特徴を知ろう～主作用と副作用

A. 主な治療薬

(1) 硝酸薬：代表的な薬剤（一硝酸イソソルビド、ニトログリセリン）

硝酸薬は体内で一酸化炭素（NO）を放出させます。放出されたNOはcGMP産生を介して冠動脈を拡張させ、心筋への酸素供給を増加させます。また、末梢静脈の拡張により前負荷を軽減させ、末梢動脈の拡張により、後負荷も軽減させます。

狭心症の発作時には即効性が求められるため、舌下錠やエアゾルを用い、口腔粘膜から吸収させます。発作予防には徐放製剤や貼付剤などの持続型製剤が用いられます。持続製剤を使用する場合には、耐性を生じ、作用が減弱することがあるため、休薬期間をおくことが望ましいとされています。

副作用として血管拡張に基づく過度の血圧低下、頭痛、顔面紅潮、動悸、めまいがあります。

(2) Ca拮抗薬：代表的な薬剤（ニフェジピン、アムロジピン、ベニジピン、ジルチアゼム）

Ca拮抗薬は、冠動脈拡張による心筋への酸素供給の増加作用と、冠動脈の攣縮抑制作用をもつため、特に冠攣縮による安静狭心症に対しては適切な薬剤といえます。ジヒドロピリジン（DHP）系Ca拮抗薬は血管選択性が高く、血管拡張作用は強いのですが、反射性頻脈を起こしやすくなります。ベンゾチアゼピン系Ca拮抗薬は心拍数の減少、心筋収縮力の抑制により心筋酸素需要を低下させるため労作性狭心症にも有効ですが、徐脈や伝導障害を誘発する可能性があります。

(3) ACE阻害薬：代表的な薬剤（エナラプリル、ペリンオピリル）

ARB：代表的な薬剤（バルサルタン、オルメサルタン）

レニン–アンジオテンシン系は、心筋梗塞などで心筋が傷害されると活性化することが知られており、前負荷、後負荷の増大、血管リモデリング、血管内皮機能障害を引き起こします。ACE阻害薬やARBは、RA系を抑制することにより、心筋梗塞の二次予防効果を示します。

(4) β遮断薬：代表的な薬剤（カルベジロール、アテノロール、ビソプロロール）

β遮断薬は心筋の酸素消費量を低下させるので、労作性狭心症の発作予防薬として用いられます。ただし、β 遮断薬は冠動脈を収縮させる作用があるため、冠攣縮性狭心症の患者に投与した場合、むしろ発作の増悪をきたす可能性があります。

(5) K チャンネル開口薬：代表的な薬剤（ニコランジル）

硝酸薬と同様の冠動脈拡張作用と、K チャンネル開口によって血管平滑筋の過分極を起こし、細い冠血管を拡張し、心筋への血液供給を増加させます。冠血管攣縮抑制作用も有しています。

(6) 抗血小板薬

①アスピリン：アスピリンは、血小板のシクロオキシゲナーゼ（COX）を不可逆的に阻害することにより、強力な血小板凝集惹起作用をもつトロンボキサン A_2（TXA_2）の合成を抑制します。アスピリンは狭心症、心筋梗塞における血栓・塞栓抑制のほか、冠動脈バイパス術あるいは経皮経管冠動脈形成術施行後にも用いられます。

②チクロピジン塩酸塩、クロピドグレル硫酸塩：血小板の ADP 受容体を阻害し、アデニル酸シクラーゼ活性を増強することにより血小板内の cAMP 産生を促進し、抗血小板作用を示します。副作用として、血栓性血小板減少性紫斑病（TTP）、無顆粒球症、重篤な肝障害などがあります。

ミニメモ　前負荷と後負荷

心臓には 2 つの負荷がかかっています。前負荷とは心臓が収縮する直前にかかる負荷で、拡張期末期の心室容積に相当します。心室容積が大きくなると心臓が駆出するべき血液量が増えるので負荷が増大します。前負荷を規定する要因としては、静脈灌流量（拡張末期までに静脈から心臓に戻ってくる血液の量）と、心房の収縮力があります。後負荷とは心臓が収縮を開始した直後にかかる負荷で、駆出後の血管抵抗を指し、左心室では大動脈圧、右心室では肺動脈圧に代表されます。送り出した先の抵抗が大きければ、心臓の負荷も増大します。

Point 3　患者さんに必要な情報を正しく伝えよう

A. 飲み忘れへの対処（表 1.4）

虚血性心疾患の発症、再発予防には、患者の危険因子に対する薬物療法について服薬指導を徹底し、症状の有無に関係なく、長期にわたる服薬コンプ

表 1.4　飲み忘れたときの対応

硝酸薬（一硝酸イソソルビド）	気がついたとき、1回分を飲みます。次の服用時間まで約6時間以上ある場合は、次回は通常どおりの時間に飲みます。約6時間より短い場合は、次回の分は約6時間たってから飲み、次々回から通常どおりの時間に飲みます。
アムロジピンベシル酸塩	翌日通常の時間に1回分を飲みます。
カルベジロール	気がついたとき、すぐに1回分を飲みます。ただし、次の通常飲む時間が近い場合は、1回分とばします。
ニコランジル	飲み忘れた分はとばして、次回からは指示どおり飲みます。
アスピリン	気がついたとき、1回分を飲みます。ただし、次に飲む時間が近い場合は、1回分をとばします。
クロピドグレル硫酸塩	気がついたとき、1回分を飲みます。ただし、次に飲む時間が近い場合は、1回分をとばします。

ライアンス維持が大事であることを、十分に理解してもらう必要があります。

B. 狭心症発作寛解薬の使用方法について

狭心症の発作はいつ、どこで起きるかわかりません。普段から身につけておいたり、枕元など、手を伸ばせば届く場所に保管するなど、いつでも使用できるようにしておくことも大事です。

ニトログリセリン錠は、口の中の粘膜から吸収されることによって効果を発揮する薬剤なので、飲み込むと効果がないことを説明します。口内が乾いているときは、吸収を早めるために水を少し含み、湿らせてから舌下で服用するようにします。

スプレータイプの場合は、初回使用時のみ6〜7回、空噴射して空気を抜いてから使用します。息を止めた状態で舌の裏側に向けて噴射します。これらの薬剤の血管拡張作用によって、起立性低血圧（めまいやふらつき、失神など）を起こすことがあるので、必ず椅子に腰かけるか、座って使用するように指導します。

C. 定期的な検査の必要性

チクロピジン塩酸塩は、血栓性血小板減少性紫斑病（TTP）、無顆粒球症、重篤な肝障害など、重大な副作用が投与開始後2か月以内に発症し、死亡例も報告されています。このため原則として投与開始2か月間は2週に1回、それ以降も投与期間中は定期的な血液検査が必要です。

クロピドグレル硫酸塩も同様に投与開始後2か月間は、2週間に1回程度の血液検査を受けるように指導します。

Point 4　患者さんに確認しよう

A. 既往歴の確認

非選択性 β 遮断薬：β_2 遮断作用による気管支平滑筋収縮のおそれがあるため、気管支喘息患者には禁忌となっています。

アスピリン：重篤なアスピリン喘息発作を誘発することがあるため、必ず既往歴を把握しておきます。また、消化性潰瘍の既往歴のある患者さんには慎重投与となっています。

B. 併用薬の確認

硝酸薬・ニコランジル：ホスホジエステラーゼV阻害薬（シルデナフィルクエン酸塩等）と併用することで硝酸薬の降圧効果が増強され、血圧が危険なレベルまで下がり、死に至ることもあります。

Point 5　患者さんの質問に正しく答えよう

A. よくある患者さんからの質問

Q1『抜歯のときにアスピリンは内服したままでよいと言われましたが、大丈夫でしょうか』

答え：『循環器疾患における抗凝固・抗血小板療法に関するガイドライン』では、抗血栓療法継続下での抜歯が推奨されています。また、『科学的根拠に基づく抗血栓療法患者の抜歯に関するガイドライン 2010 年版』では、抗血小板薬を継続したままでの抜歯について、“抗血小板薬服用患者では、抗血小板薬を継続して抜歯を行っても、重篤な出血性合併症を発症する危険性は少ない”としています。

ただし、抗血小板薬を服用すると、出血した際に血が止まりにくくなります。抜歯のほか、内視鏡検査、手術など出血を伴う治療を受ける際には、必ず抗血小板薬を服用していることを申し出るように指導します。

スキルアップ メモ　薬物療法以外の治療法（冠動脈形成術）

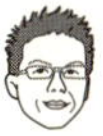

冠動脈形成術は、急性心筋梗塞だけでなく、狭心症の治療に使われます。冠動脈の狭窄や閉塞部位をバルーンで拡張し、血流を改善する治療法です。さらにバルーン拡張後、ステントを留置する場合もあります。ステントには「薬剤溶出ステント」と呼ばれる薬が塗られたステントと、薬が塗られていない「ベアメタルステント」があります。薬剤溶出ステントには、ステント治療を行った後、再狭窄を抑制する薬剤（免疫抑制剤または抗がん剤）が塗られています。ベアメタルステントでは再狭窄率が30%程度であったのに対し、薬剤溶出ステントでは、再狭窄率を10%以下に抑えることができるとされています。薬剤溶出ステントとベアメタルステントでは、治療後の服薬にも違いがあります。薬剤溶出ステントは、再狭窄を抑制することで、ステント留置により傷ついた血管と留置したステントが新しい組織で覆われるのが遅れ、そこに血栓が付着するリスクが高いと言われ、そのため、血栓ができにくくする抗血小板薬の服用期間は、薬剤溶出ステントのほうが長くなります（**表1.5**）。

表1.5　ステント治療後の抗血小板薬の内服期間

	アスピリン	チクロピジンまたはクロピドグレル
ベアメタルステント	永久的	1か月
薬剤溶出（DES）ステント	永久的	6か月～1年

1.4　心不全

Point 1　疾患・治療の特徴を理解しよう

A. 心不全とは

心不全は心臓の収縮力が低下した状態で、心臓の血液拍出が不十分で、全身が必要とするだけの循環量を保てない病態をいいます。

心不全は急に心不全症状が出てくる「急性心不全」と、慢性的に心不全症状がある「慢性心不全」に分けられます。治療目標としては、急性心不全では低酸素血症、血行動態・循環不全の改善と安定化、慢性心不全では自覚症状を軽減し、QOLを向上させ、生命予後を改善することになります。

また、心不全の重症度はとしてはNYHA（New York Heart Association）の「心機能分類」（**表 1.6**）がよく用いられます。

B. 心不全の治療

(1) 急性心不全

初期治療として、硝酸薬、利尿薬の投与による前負荷の軽減と、モルヒネによる鎮静が行われます。血行動態の安定が得られない場合には、心房性Naペプチド（h-ANP）が投与され、利尿と前負荷・後負荷の軽減を図ります。心収縮力低下が高度な場合には、PDE Ⅲ阻害薬、カテコラミンが追加

表 1.6　NYHA 分類

NYHA Ⅰ度 **無症候性**	心疾患はあるが、身体活動に制限はない。日常的な身体活動では著しい疲労、動悸、呼吸困難あるいは狭心痛を生じない。
NYHA Ⅱ度 **軽症**	軽度の身体活動の制限がある。安静時には無症状。 日常的な身体活動で疲労、動悸、呼吸困難あるいは狭心痛を生じる。
NYHA Ⅲ度 **中等～重症**	高度な身体活動の制限がある。安静時には無症状。 日常的な身体活動以下の労作で疲労、動悸、呼吸困難あるいは狭心痛を生じる。
NYHA Ⅳ度 **難治性**	心疾患のため、いかなる身体活動も制限される。 心不全症状や狭心痛が安静時にも存在する。 わずかな労作で、これらの症状は増悪する。

図 1.4　NYHA 分類と心不全治療薬

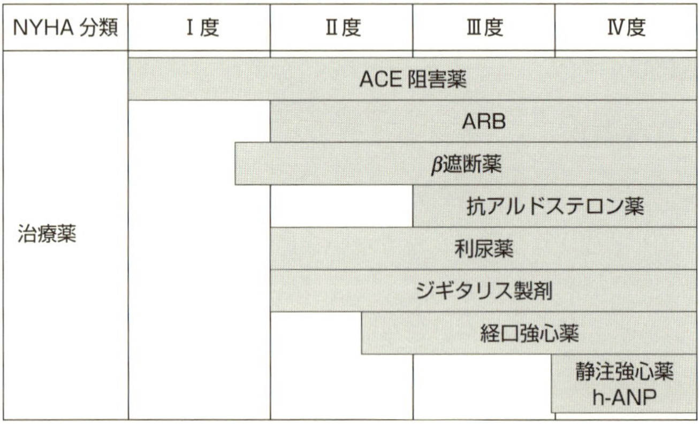

NYHA 分類
Ⅰ度
Ⅱ度
Ⅲ度
Ⅳ度
治療薬
ACE 阻害薬
ARB
β遮断薬
抗アルドステロン薬
利尿薬
ジギタリス製剤
経口強心薬
静注強心薬
h-ANP

投与されます。

(2) 慢性心不全

交感神経系、レニン–アンジオテンシン–アルドステロン系（RAA 系）が活性化され、左室の進行性拡大（リモデリング）および収縮低下により心不全が悪化するため、ACE 阻害薬、ARB、β 遮断薬などにより、これらの神経内分泌系を阻害し、左室リモデリングを抑制して予後を改善します。NYHA 分類に沿った薬物療法の指針を**図 1.4** に示します。

Point 2 お渡しする薬の特徴を知ろう～主作用と副作用

A. 主な治療薬

①ドパミン

ドパミン受容体に作用して、腎血管拡張作用を示し、腎血流量を増加させ、利尿作用を有します。また、β_1 受容体に作用し心収縮力、心拍数を増加させます。さらに α 受容体および β 受容体を介した末梢血管の収縮作用を示します。副作用として麻痺性イレウス、末梢血管収縮による末梢虚血に注意します。

②ホスホジエステラーゼ（PDE）Ⅲ阻害薬

PDE Ⅲを阻害し、心筋細胞内 cAMP の増加による心筋収縮力と血管拡張作用をもち、ジギタリス製剤、利尿薬などの薬剤を投与しても十分な効果が得られない場合に使用されます。副作用として心室性頻拍、心室細動、血圧低下があります。

③利尿薬

ループ利尿薬は、ヘンレ係蹄上行脚における Na、Cl の再吸収抑制作用により循環血漿量を減少させ、前負荷を減らし、肺うっ血症状を軽減します。副作用として、低カリウム血症、低マグネシウム血症をきたすため、ジギタリス中毒、重症心室性不整脈の誘発に注意します。

④硝酸薬

硝酸薬は、体内で一酸化炭素（NO）を放出する、NO 供与体として働きます。遊離した NO は、cGMP 産生を介して血管平滑筋を弛緩させます。低用量では主に静脈の拡張作用を示し、高用量では動脈系も拡張させます。副作用としては、急激な血圧低下や心拍出量の低下等があります。

⑤ α型ヒト心房性ナトリウム利尿ペプチド（hANP）

α型ヒト心房性ナトリウム利尿ポリペプチドの受容体に結合し、膜結合型グアニル酸シクラーゼを活性化させることにより細胞内のcGMPを増加させ、血管拡張作用、利尿作用を示します。副作用としては、血圧低下、低血圧ショック、過剰利尿による電解質異常、心室性不整脈等があります。

⑥アンジオテンシン変換酵素（ACE）阻害薬

慢性心不全治療の第一選択薬です。ACE阻害によりRAA系を抑制することによって、主に末梢血管抵抗を減少させ、前負荷・後負荷を軽減します。心拍出量の増大、長期投与による心筋リモデリングの抑制作用が認められています。副作用としては空咳、血管浮腫、高カリウム血症等があります。

⑦アンジオテンシンⅡ受容体拮抗薬（ARB）

アンジオテンシンⅡ受容体を直接阻害し、RAA系を抑制することで、慢性心不全患者の心血管イベントの発生抑制や、生命予後に対する効果が確立されています。

⑧ β遮断薬

カルベジロール、ビソプロロールフマル酸塩、メトプロロール酒石酸塩で慢性心不全予後改善の有効性が確立されています。その機序として、心不全で過剰に亢進した交感神経の抑制、心拍数減少、心筋エネルギー代謝改善、リアノジン受容体安定化、抗酸化作用があります。心機能の低下が少ない、より早期に少量から導入することが推奨され、増量する際には、心不全の悪化、過度の低血圧や徐脈に注意が必要です。

⑨ジギタリス製剤

心臓の収縮力を強めて、息苦しさや浮腫等の症状を軽減します。副作用として悪心・嘔吐、食欲不振、めまい、徐脈、視覚異常など、ジギタリス中毒の症状について説明します。

⑩抗アルドステロン薬

利尿作用により循環血漿量を減少させ、心臓の負担を軽くし、肺うっ血による呼吸困難や浮腫を改善します。また、心筋のリモデリング抑制作用を有します。抗アルドステロン薬を併用することで、心不全患者の死亡率、心血管イベントが減少することが報告されています。副作用としては高カリウム血症、女性化乳房があります。

Point 3　患者さんに必要な情報を正しく伝えよう

A. 飲み忘れへの対処

慢性心不全治療において服薬の中断は増悪誘因の１つであり、服薬順守は治療成功のカギとなります。飲み忘れた場合は、基本的に気がついたらすぐ内服します。絶対に２回分を一度に飲まないように指導します。

B. 心不全の病態を正しく伝えよう

患者さんにとって、心不全の病態は複雑ですが、治療内容を理解し、コンプライアンスを向上させるためには不可欠な知識です。患者さん、家族あるいは介護者にわかりやすく説明する必要があります。労作時息切れおよび易疲労感の増強や安静時呼吸困難、下腿浮腫の出現のみならず食思不振や悪心、腹部膨満感、体重増加等が心不全増悪の症候であることを、患者さんに十分理解させます。

C. 処方目的を正しく伝えよう

慢性心不全の患者さんには、処方目的が違う薬剤が複数処方されていることが多く、心不全の状態に応じて薬の種類が変わったり、量が変更になったりします。それぞれの処方目的を正しく理解できるような指導が必要です。また、自覚症状が良くなったからといって、自分の判断で薬を減らしたり、やめてしまわないようにすることも大切です。

Point 4　患者さんに確認しよう

A. 体重

毎日の体重測定（毎朝、排尿後）は、症状モニタリングとして重要であり、短期間での体重増加は、体液貯留の指標として有用です。日の単位で体重が２kg 以上増加するような場合は、急性増悪が強く示唆されます。これらの症候により増悪が疑われた場合には自ら活動制限、食塩制限を厳しくするとともに、速やかに受診することを指導します。食塩制限は重症心不全で１日

3 g 以下、軽症心不全で 1 日 7 g 以下とされています。

B. 血圧、脈拍

慢性心不全に使用される薬剤は、心臓に抑制的に作用する薬剤が多いため、血圧低下や徐脈をきたしやすくなります。

C. 血清カリウム値、腎機能

ACE 阻害薬あるいは ARB とスピロノラクトンの併用による、血清カリウムの上昇に伴う死亡、入院等が増加するとの報告があります。特に腎機能が低下した患者さんでは血清カリウム値が上昇しやすいため、併せて確認しておきましょう。

Point 5 患者さんの質問に正しく答えよう

A. よくある患者さんからの質問

Q1『ずっと安静にしておく必要がありますか』

答え：浮腫を有する非代償性心不全、慢性心不全急性増悪時には運動は禁忌であり、活動制限と安静が必要です。しかし、薬物治療や外科的治療がなされて安定した慢性心不全において、安静は運動耐容能の低下を助長し、労作時の症状を悪化させる要因となります。逆に適度な運動あるいは運動トレーニングは、運動耐容能を増して日常生活中の症状を改善し、生活の質を高めることが明らかとなっています。ただし、人によって必要な運動量が違い、それぞれの患者さんに適した運動法と運動量があります。

[熊本中央病院　薬局　薬局長　宮村重幸]

引用・参考文献

1) 不整脈薬物治療に関するガイドライン（2008 年度合同研究班報告）
2) 高血圧治療ガイドライン 2009（日本高血圧学会高血圧治療ガイドライン作成委員会）
3) 急性冠症候群の診療に関するガイドライン（2006 年度合同研究班報告）
4) 慢性心不全治療ガイドライン（2009 年度合同研究班報告）

第2章 呼吸器

概論

呼吸器疾患とは、呼吸器（上気道、気管・気管支、肺、胸膜等）に起こる疾患の総称であり、病態による分類では、感染性呼吸器疾患（第6章参照）、アレルギー性肺疾患、気道閉塞性疾患、間質性肺疾患、腫瘍性肺疾患、肺血管性病変、胸膜疾患、呼吸不全などに分類されています。本章では、臨床でよく遭遇する、アレルギー性肺疾患の気管支喘息および気道閉塞性疾患の慢性閉塞性肺疾患を取り上げました。気管支喘息の薬物治療においては、気道の慢性炎症を是正して、発作を少なくすることが重要です。そのためには、長期管理薬（コントローラー）と発作治療薬（レリーバー）における、正しく患者さんに使用または服用していただくための服薬指導は、重要な位置づけになってきます。また、慢性閉塞性肺疾患には、タバコの煙や大気汚染によって肺に炎症が起こり、肺の奥（末梢）の細い気管支が狭くなって、気管支の空気の流れが低下する肺気腫と、気管に近い側の中枢気管支が狭くなる病変が進行する慢性気管支炎があります。これらの薬物治療においても、自覚症状を改善させる気管支拡張薬や呼吸リハビリテーションなどが中心となります。したがって、気管支喘息と慢性閉塞性肺疾患における薬物治療の長期管理が、スムーズに施行できるための薬剤師による服薬指導が重要となります。

2.1 気管支喘息

Point 1 疾患・治療の特徴を理解しよう

A. 気管支喘息とは

喘息は発作性の呼吸困難・喘鳴・咳の症状と、可逆性の気道閉塞（狭窄）による気流制限を示す疾患であり、気道過敏性と気道炎症が特徴です（**表2.1**）。気道過敏性とは、気道炎症のため、気道粘膜がはがれ落ち、気道の反応性が過敏になる状態のことです。したがって、気管支喘息患者では正常者よりも呼気速度がかなり低下します。

B. 気管支喘息治療の目標

喘息治療は4ステップ（**表2.2**）の治療方針に基づき、長期管理薬と発作治療薬を使用します。

表 2.1　治療前の臨床所見による喘息重症度の分類（成人）

重症度[*1]		軽症間欠型	軽症持続型	中等症持続型	重症持続型
喘息症状の特徴	頻度	週 1 回未満	週 1 回以上だが毎日ではない	毎日	毎日
	強度	症状は軽度で短い	月 1 回以上日常生活や睡眠が妨げられる	・週 1 回以上日常生活や睡眠が妨げられる ・短時間作用性吸入 β_2 刺激薬頓用がほとんど毎日必要	・日常生活に制限 ・治療下でもしばしば増悪
	夜間症状	月に 2 回未満	月 2 回以上	週 1 回以上	しばしば
FEV_1[*2]、PEF	% FEV_1、% PEF	80%以上	80%以上	60 % 以上 80 % 未満	60%未満
	変動	20%未満	20 〜 30%	30%を超える	30%を超える

＊1：いずれか 1 つが認められればその重症度と判断する。
＊2：症状からの判断は重症例や長期罹患例で重症度を過小評価する場合がある。呼吸機能は気道閉塞の程度を客観的に示し、その変動は気道過敏性と関連する。% FEV_1 =（FEV_1 測定値/FEV_1 予測値）× 100、% PEF =（PEF 測定値/PEF 予測値または自己最良値）× 100

重要用語の解説

【FEV_1（forced expiratory volume in one second)】最大に息を吸い込んだ状態から思い切り速く息を吹き出したときの、最初の 1 秒間で吐き出される空気のことで、気道狭窄がある場合は 1 秒量は低下します。
【ピークフロー（peak expiratory flow：PEF)】最大呼気流速度のことで、最大限に息を吸い込んだ状態から、思い切り速く息を吐き出したときの最大の息の速さを示します。専用の器具（ピークフローメーター）があれば、どこでも簡便に測定が可能です。

Point 2　お渡しする薬の特徴を知ろう～主作用と副作用

A. 吸入ステロイド薬：長期管理薬（コントローラー）

喘息治療において吸入ステロイド薬（ICS）が汎用される理由として、気管支喘息における気道炎症は、気道過敏性の亢進が最も重要な因子と考えられており、経口ステロイド薬に比べ全身性の副作用が少なく、抗炎症作用を

表 2.2　成人の喘息治療の 4 ステップ

		治療ステップ 1	治療ステップ 2	治療ステップ 3	治療ステップ 4
長期管理薬	基本治療	吸入ステロイド薬 （低用量）	吸入ステロイド薬 （低～中用量）	吸入ステロイド薬 （中～高用量）	吸入ステロイド薬 （高用量）
		上記が使用できない場合は、以下のいずれかを用いる ・LTRA ・テオフィリン徐放製剤（症状がまれであれば必要なし）	上記が不十分の場合は、以下のいずれか 1 剤を併用 ・LABA（配合剤の使用可） ・LTRA ・テオフィリン徐放製剤	上記に下記のいずれか 1 剤、あるいは複数を併用 ・LABA（配合剤の使用可） ・LTRA ・テオフィリン徐放製剤	上記に下記の複数を併用 ・LABA（配合剤の使用可） ・LTRA ・テオフィリン徐放製剤 上記のすべてでも管理不良の場合は、下記のいずれかあるいは両方を追加 ・抗 IgE 抗体 ・経口ステロイド薬
	追加治療	LTRA 以外の抗アレルギー薬*			
発作治療		吸入 SABA			

LTRA：ロイコトリエン受容体拮抗薬、LABA：長時間作用性 β_2 受容体刺激薬、SABA：短時間作用性 β_2 受容体刺激薬。
＊抗アレルギー薬とは、メディエーター遊離抑制薬、ヒスタミン H_1 拮抗薬、トロンボキサン A_2 阻害薬、Th2 サイトカイン阻害薬を指す。

有し、安全かつ有効であることが挙げられます。

【主作用】炎症細胞メディエーターとサイトカインの産生および遊離を抑制することで、気道内の好酸球増加、血管透過性亢進、気道分泌、気道過敏性を抑制します。

【副作用】吸入剤：口腔・咽頭刺激感、口腔カンジダ、しゃがれ声（嗄声）

経口剤：感染症誘発・増悪、副腎機能不全、糖尿病、消化性潰瘍、骨粗鬆症、緑内障、白内障、血栓症、皮膚菲薄化、満月様顔貌、痤瘡

B. β_2 受容体刺激薬：発作治療薬（レリーバー）

気管支拡張効果の速効性に優れており、吸入剤（短時間作用性と長時間作用性）、経口剤、貼付剤があります。

・吸入剤（短時間作用性）：サルブタモール硫酸塩、硫酸イソプロテレノール・デキサメタゾン・臭化メチルアトロピン、フェノテロール臭化水素酸塩、プロカテロール塩酸塩水和物
・吸入剤（長時間作用性）：サルメテロールキシナホ酸塩
・経口剤（短時間作用性）：ホルモテロールフマル酸塩水和物、クレンブテロール塩酸塩、テルブタリン硫酸塩、マブテロール塩酸塩、サルブタモール硫酸塩、ツロブテロール塩酸塩、フェノテロール臭化水素酸塩、プロカテロール塩酸塩水和物
・貼付剤：ツロブテロール

【主作用】気管支平滑筋のβ_2受容体を刺激して、気管支平滑筋を弛緩させ、気管支を拡張させます。

【副作用】心悸亢進、振戦、頭痛、めまい、悪心・嘔吐、高血糖、血清カリウム低下

副作用発現は、経口剤＞貼付剤＞吸入剤の順に多いとされています。

C．吸入器の分類

吸入方法には、専用の器具で薬液を霧状にして吸入する「電動ネブライザー型」、薬剤と噴霧薬を噴射させて吸入する「pMDI（pressurized metered dose inhaler）型：加圧式定量噴霧吸入型」、薬剤の粉末を吸気によって吸入する「DPI（dry powder inhaler）型：ドライパウダー吸入型」があります（**表 2.3**、**図 2.1**）。ほかに、pMDI に吸入補助器を用いて使用すると、DPI が使用できない5歳未満の小児や DPI では吸入不十分な老人では効果が得やすくなります。吸入補助器には無償および有料のものがあり、小児ではエアロチャンバープラスやオプティヘラーなどが推奨されています。

D．抗アレルギー薬：長期管理薬（コントローラー）

①ロイコトリエン受容体拮抗薬（LTRA）：ザフィルルカスト、プランルカスト水和物、モンテルカストナトリウム

【主作用】ロイコトリエン受容体に選択的に結合して、ロイコトリエンの作用に拮抗し、気道収縮反応、気道の血管透過性亢進、気道粘膜の浮腫、気道過敏性を抑制します。

【副作用】眠気、頭痛、消化器症状、肝機能障害、発疹、血液障害など。

表 2.3 吸入剤の分類

	pMDI（加圧噴霧式定量吸入器）	DPI（ドライパウダー吸入器）
BDP（ベクロメタゾンプロピオン酸エステル）	BDP-HFA＊（キュバール™）	なし
FP（フルチカゾンプロピオン酸エステル）	FP-HFA（フルタイド® エアー）	FP-DPI（フルタイド® ディスカス、フルタイド® ディスクヘラー）
SM（サルメテロールキシナホ酸塩）との配合剤	FP/SM-HFA（アドエア® エアゾール）	FP/SM-DPI（アドエア® ディスカス）
BUD（ブデソニド）	なし	BUD-DPI（パルミコート® タービュヘイラー）
FM（ホルモテロールフマル酸塩水和物）との配合剤	なし	BUD/FM-DPI（シムビコート® タービュヘイラー）
CIC（シクレソニド）	CIC-HFA（オルベスコ®）	なし
MF（モメタゾンフランカルボン酸エステル）	なし	MF-DPI（アズマネックス® ツイストヘラー）

＊ HFA：ハイドロクロロフルオロアルカン。代替フロン

②ケミカルメディエーター遊離抑制薬：クロモグリク酸ナトリウム、ペミロラストカリウム、アンレキサノクス、タザノラスト、イブジラスト、トラニラスト、レピリナスト

【主作用】 ケミカルメディエーター（ヒスタミンやロイコトリエン）の遊離抑制により、抗アレルギー作用を示します。

【副作用】 眠気、消化器症状、肝機能障害、発疹、膀胱炎、血液障害など。

③ヒスタミン H_1 受容体拮抗剤：アゼラスチン塩酸塩、エピナスチン塩酸塩、ケトチフェンフマル酸塩、メキタジン、オキサトミド

【主作用】 ヒスタミン H_1 受容体に結合し、ヒスタミンの作用を抑制することで、抗アレルギー作用を示します。

【副作用】 眠気、倦怠感、めまい、頭痛、口渇、排尿困難、消化器症状、肝機能障害など。

④トロンボキサン合成酵素阻害薬：オザグレル塩酸塩水和物、トロンボキサン受容体拮抗薬：セラトロダスト

【主作用】 トロンボキサン合成酵素を阻害して、トロンボキサン A_2（TXA_2）

図 2.1 吸入剤

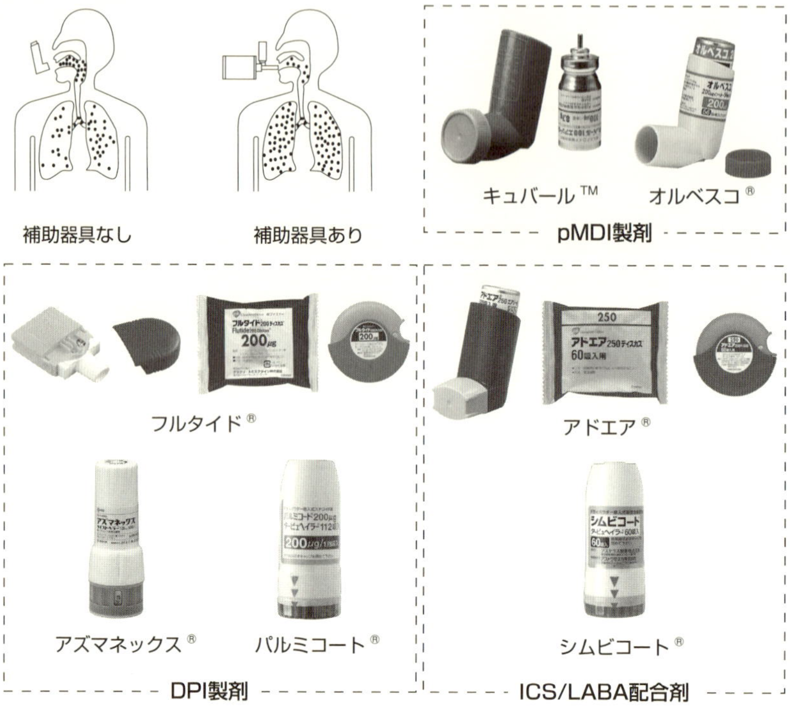

産生を抑制、または TXA_2 受容体に結合して、TXA_2 の産生および作用抑制にて、抗アレルギー作用を示します。

【副作用】 眠気、頭痛、消化器症状、肝機能障害、発疹、出血傾向

⑤ **Th2 サイトカイン阻害薬**：スプラタストトシル酸塩

【主作用】 Th2 サイトカイン（IL-4、IL-5 など）の産生を抑制することで、IgE 抗体の産生を抑制する。

【副作用】 眠気、消化器症状、肝機能障害、発疹、ネフローゼ症候群

E. テオフィリン徐放製剤

テオフィリン

【主作用】 cAMP 分解酵素ホスホジエステラーゼ（PDE）を阻害して、気管支平滑筋を弛緩させます。また、リンパ球や好酸球の気道への浸潤抑制、

T 細胞の細胞増殖抑制反応やサイトカイン産生能抑制、好酸球アポトーシス誘導などにより、抗炎症作用を示します。

【副作用】消化器症状（悪心・嘔吐、腹痛、食欲不振）、動悸、頻脈、頭痛、不眠、けいれん

Point 3 患者さんに必要な情報を正しく伝えよう

A. 吸入忘れ・飲み忘れ・貼付忘れへの対処

一般的な吸入忘れ・飲み忘れ・貼付忘れへの対処法は、2 回分を同時に吸入・服用・貼付しないこと、また、次の吸入時間・服用時間・貼付時間が近い場合は、吸入・服用・貼付せず、次に吸入・飲む時間から吸入・服用・貼付することです。

B. 各薬剤の管理上の注意事項

各薬剤を管理するうえでの注意事項を**表 2.4** に記載します。

Point 4 患者さんに確認しよう

A. 喘息のコントロールに関する情報収集

日常における喘息発作の回数や、頻発する発作時の時間を聴取することで、吸入剤のコンプライアンス状況が把握しやすくなります。決められた時間にきちんと吸入できているか、そして効果は十分に保たれているかについて確認することが大切です。

B. 喫煙状況と食生活

喫煙はテオフィリンクリアランスを増大し、血中濃度を低下させ、喘息発作を起こす危険性があります。テオフィリンの血中濃度を上昇させる食物にはカフェイン、トウガラシなどがあり、また血中濃度が低下する食物には、セイヨウオトギリソウ、大量の炭火焼肉、高蛋白食があります。

表 2.4　各薬剤の管理上の注意事項

製剤	管理上の注意事項
吸入ステロイド剤	・吸入後のうがい施行（口腔内カンジダ、咽頭痛、嗄声等の副作用防止のため） ・よく振ってから使用（BDP エアゾール） ・使用前に振る必要性なし（全溶解型エアゾール：BDP、CIC） ・吸入時以外はキャップを開閉しない（MF） ・懸濁剤のため泡立てないように揺り動かしてから使用（BUD 吸入液） ・吸入後の洗顔の施行（BUD 吸入液）
β_2 刺激剤	・吸入後のうがい施行（口腔内に沈着した薬剤による副作用防止のため） ・過量投与による不整脈、心停止のおそれあり ・胸・背中・上腕のいずれかに貼り、貼る場所は乾いたタオルでよく拭く（ツロブテロール）
抗アレルギー剤	・口中で溶かすか、かみ砕いて服用（チュアブルタイプ） ・光により分解促進されるため、服用直前に開封
テオフィリン徐放製剤	・ゆっくり溶けだす薬のため、割ったり、砕いたりせずに服用 ・発熱時には本剤の血中濃度が上昇するおそれあり ・糞便中に白い物質（本剤の賦形剤）が出ることがある ・喫煙により本剤の血中濃度が低下することあり

Point 5　患者さんの質問に正しく答えよう

A. よくある患者さんからの質問

Q1『喘息発作が治ったので、ステロイド吸入剤は止めてもよいですか』

答え：ステロイド吸入剤は発作予防薬であり、長期間継続することで気道炎症や気道過敏性を抑制して、喘息発作を予防するため使用します。自己判断で止めないように指導することが必要です。

Q2『以前はフルタイド® ロタディスク® を使っていたのですが、最近はアドエア® ディスカス® を使っています。アドエア® ディスカス® は、吸ったかどうかよくわからないのですが』

答え：アドエア® ディスカス® に添加されている乳糖の量は、フルタイド®

ロタディスク®の添加乳糖の半分になっていますので、吸った実感がないと訴える患者さんがいます。初回吸入時に、この旨をしっかりと伝えておくことが大切です。しかし、セレベント®ロタディスク®の添加乳糖の量は、フルタイド®ディカス®、セレベント®ディスカス®、アドエア®ディスカス®と同じ量のため、このような訴えは少ないと考えられます。また、パルミコート®やシムビコート®はさらに添加乳糖が少ないため、吸入した実感がわかりにくいこともあります。

B. 患者さんに言ってはいけない言葉

①『(患者さんの病態や治療薬を確認せずに) 喘息患者さんは、すぐに禁煙してください』

喫煙は喘息増悪の危険因子であり、禁煙することは正しい指導ですが、すでに喘息治療薬でテオフィリン製剤を服用している患者さんの場合は、必ずしも正しくありません。急な禁煙によって、テオフィリンの血中濃度が上昇して、副作用症状(嘔吐、振戦など)を招くことがあるため、禁煙を行うときは医師の管理のもと、慎重に行う必要性があります。

②『(患者さんの病態や治療薬を確認せずに) とにかくしっかりと吸入薬を続けてください』

喘息発作の要因は、患者さんによってさまざまなことがあります。職業喘息、気象変化による喘息、ストレスによる喘息など、患者さんの状態や心理状況を加味せずに、ただ吸入薬のコンプライアンス遵守ばかり指導するのは好ましくありません。吸入薬の継続は、喘息コントロール状況を確かに改善しますが、重要なことは患者さんが自ら疾患を理解し、その治療薬の必要性を認識していただき、正しく使用もしくは服用することが重要です。

ミニメモ　アスリートと喘息

ドーピング防止規定では、交感神経刺激薬(β_2受容体刺激薬含む)とステロイド剤は禁止薬ですが、喘息治療基本薬であるステロイド吸入剤は申請なしで使用可能です。吸入薬β_2受容体刺激剤も、申請なしで使用できるプロカテロール製剤等や、申請すれば使用可能なサルメテロール等があります。したがって、通常の喘息患者と同様な治療が可能です。

引用・参考文献

1）日本アレルギー学会 喘息ガイドライン専門部会監修：喘息予防・管理ハンドブック－成人編－2010、協和企画、2010

2.2 慢性閉塞性肺疾患

Point 1 疾患・治療の特徴を理解しよう

A. 慢性閉塞性肺疾患とは

慢性閉塞性肺疾患（COPD：Chronic Obstructive Pulmonary Disease）とは、タバコ煙を主とする有害物質を長期に吸入曝露することで生じた肺の炎症性疾患であり、呼吸機能検査で正常に復すことのない気流閉塞を示します。気流閉塞は、末梢気道病変と気腫性病変がさまざまな割合で複合的に起こり、進行性です。臨床的には、徐々に生じる労作時の息切れと慢性の咳・痰を特徴とします（**図 2.2**）。

健康な人の気道内部は、呼吸に十分なだけの空間が保たれています。しかし、COPD になると、慢性的な炎症により気道の壁が硬く厚くなると同時に、気道内部に粘液がたまるため、気道が狭窄して呼吸困難が起こります。

図 2.2 慢性閉塞性肺疾患

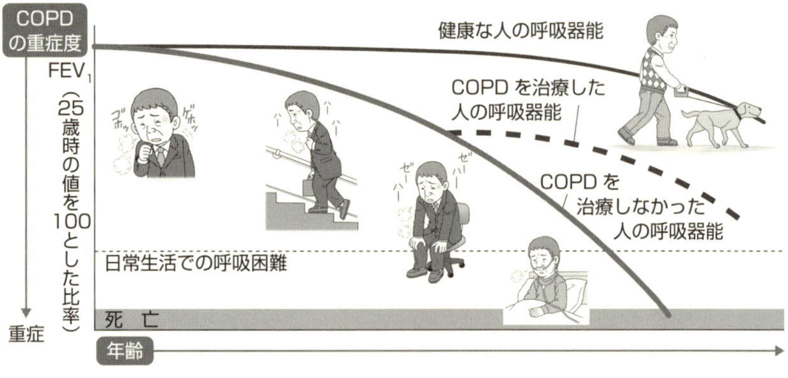

1）山口佳寿博ほか：COPD 診療ガイダンス，2004
2）Fletcher, C. et al.：Br Med J 25；1（6077），1645, 1977 より改変

(1) COPD の病型

COPD の病型には、胸部 X 線画像および胸部 CT で気腫性陰影が優位に認められる「気腫型 COPD（肺気腫病変優位型）」、胸部 X 線画像および胸部 CT で気腫性陰影がないか微細に留まる「非気腫型 COPD（末梢気道病変優位型）」に分類されます。

(2) COPD の診断基準

下記の 2 項目を満たすと COPD と診断されます。

1) 気管支拡張薬吸入後の気流制限可逆試験（スパイロメトリー）で、FEV_1/FVC *＜70％を満たす。

2) 他の気流閉塞をきたしうる疾患（気管支喘息、びまん性汎細気管支炎、先天性副鼻腔気管支症候群、閉塞性細気管支炎、気管支拡張症、肺結核、じん肺症、肺リンパ脈管筋腫症、うっ血性心不全、間質性肺疾患、肺がん）を除外すること。

> **重要用語の解説**
>
> **【FVC（forced vital capacity；努力肺活量）】** 最大限に息を吸い込んだ状態から思い切り速く息を吐き出した空気の総量で、COPD が進行すると低下します。

(3) COPD の病期分類

COPD の診断には FEV_1/FVC を用いますが、病期分類には予測 1 秒量に対する比率（対標準 1 秒量：％ FEV_1）を用います（**表 2.5**）。

B. COPD 治療の目標

COPD では病期（0 期：リスク群、Ⅰ期：軽症、Ⅱ期：中等症、Ⅲ期：重症、

表 2.5　COPD の病期分類

病期		1 秒率	対標準 1 秒量
Ⅰ期	軽度の気流閉塞	FEV_1/FVC＜70％	％ FEV_1 ≧ 80％
Ⅱ期	中等度の気流閉塞		50％≦％ FEV_1＜80％
Ⅲ期	高度の気流閉塞		30％≦％ FEV_1＜50％
Ⅳ期	極めて高度の気流閉塞		％ FEV_1＜30％あるいは ％ FEV_1＜50％かつ慢性呼吸不全合併

図 2.3　COPD の病期ごとの管理法

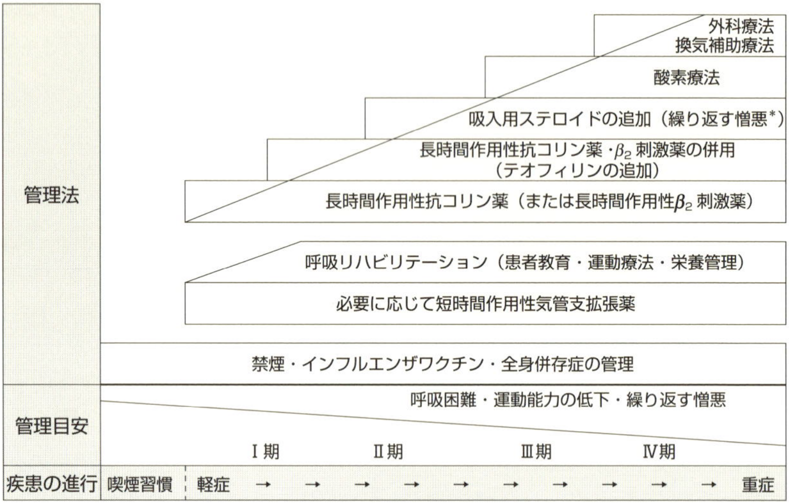

（『COPD 診断と治療のためのガイドライン第 3 版』[1] より）

気流閉塞の程度（FEV_1 の低下）による病期の進行度だけではなく、症状の程度を加味し、重症度を総合的に判断したうえで治療法を段階的に増強していきます。

＊増悪を繰り返す症例には、長時間作用性気管支拡張薬に加えて吸入用ステロイドや喀痰調整薬の追加を考慮します。

Ⅳ期：最重症）に応じた治療方針を立てて、多段階的な治療の併用を行い、長期的な管理を行います（**図 2.3**）。

安定期の COPD 管理では、気流閉塞の程度（1 秒量）による病期の進行度だけではなく、症状の程度を加味し、重症度を総合的に判断してうえで治療薬を段階的に増強していきます。薬物療法の中心は気管支拡張薬であり、患者さんの重症度に応じて段階的に薬剤を併用していきますが、長時間作用性吸入抗コリン薬が、定期的な使用で最初に使用する薬剤として推奨されています。

Point 2　お渡しする薬の特徴を知ろう～主作用と副作用

A. COPD の治療薬

COPD の可逆性気道収縮は、主として迷走神経由来のアセチルコリンに依存しているため、抗コリン薬の吸入剤が使用されます。したがって、抗コリン吸入剤は気管支を収縮させるアセチルコリンの働きを抑えることにより、気管支が収縮するのを防ぎ、気管支を広げて呼吸を楽にします。

①抗コリン薬

短時間作用型吸入剤：イプラトロピウム臭化物水和物、臭化オキシトロピウム

長時間作用型吸入剤：チオトロピウム臭化物水和物（**図 2.4**）

【主作用】気道平滑筋のムスカリン M_3 受容体に対する、アセチルコリンの結合を阻害して、気管支収縮抑制作用を示します。吸収率が低いため、全身性副作用は少ないとされています。

【副作用】口渇、嘔気、頭痛、心悸亢進、排尿困難、咽頭刺激感、便秘等

② β_2 刺激薬

長時間作用性吸入気管支拡張剤（β_2 刺激薬）：インダカテロールマレイン酸塩（**図 2.5**）

図 2.4　抗コリン薬（チオトロピウム臭化物水和物）

ブリスター（アルミシート）

表面　裏面

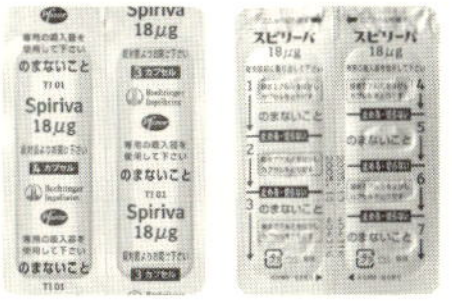

吸入器（ハンディヘラー®）

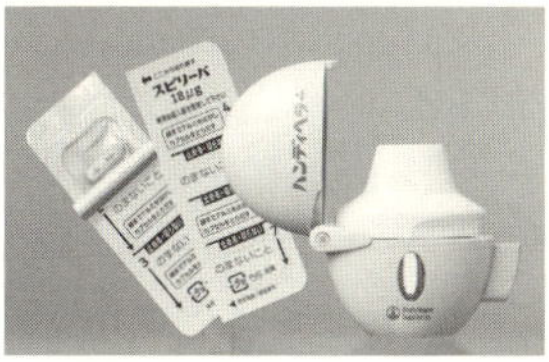

スピリーバ® 吸入用カプセル 18 μg

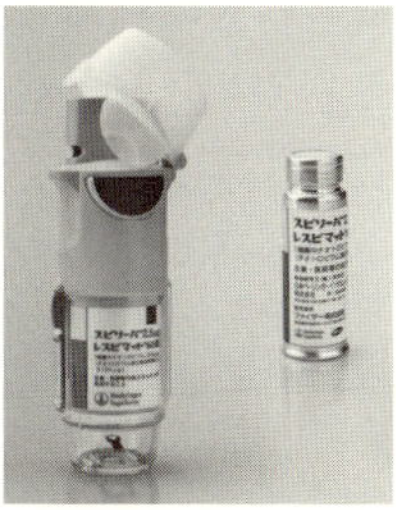

スピリーバ® 2.5 μg
レスピマット® 60 吸入

図 2.5　β_2 刺激薬（インダカテロールマレイン酸塩）

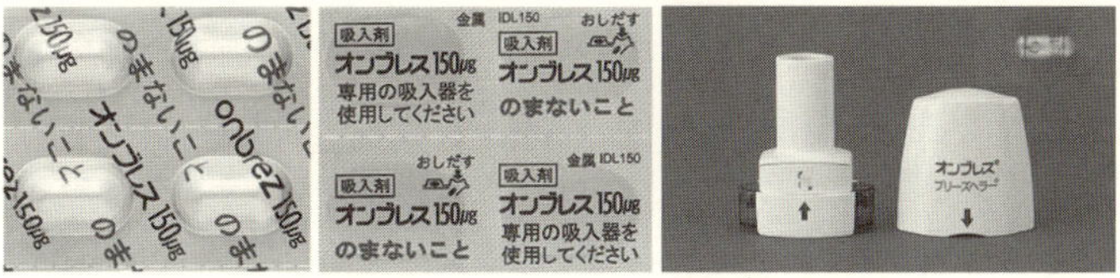

オンブレス® 吸入用カプセル 150 μg　　吸入器（ブリーズヘラー®）

【主作用】気管支平滑筋のβ_2受容体を刺激し、気管支平滑筋を弛緩させて気管支を拡張させます。

【副作用】心悸亢進、振戦、頭痛、めまい、悪心・嘔吐、高血糖、血清カリウム低下。

※その他のβ_2刺激薬、吸入ステロイド薬、テオフィリンについては、2.1 気管支喘息の項（p.92）を参照。

③去痰薬

COPDでは、喀痰排出困難になり症状が悪化する場合が多く、去痰薬投与がCOPD管理に必要です。気道粘膜潤滑薬、気道粘液修復薬、気道粘液溶解薬、気道分泌促進薬が投与されます。

【主作用】

気道粘膜潤滑剤：アンブロキソール塩酸塩。肺サーファクタント（表面活性物質）の産生を増加させて、痰の排出経路である気道粘膜を潤滑にし、痰と気道粘膜との粘着性を低下させます。

気道粘液修復剤：L−カルボシステイン、フドステイン。異常状態の気道粘液の分泌を修復して、分泌物の性状を正常化する働きがあります。

気道粘液溶解剤：L−エチルシステイン塩酸塩。気道粘液の分子間結合の開裂により、気道粘液の粘調度を低下させる働きがあります。

気道分泌促進剤：ブロムヘキシン塩酸塩。気管支粘膜および粘膜下気管腺の分泌を活性化する働きがあります。

【副作用】食欲不振、悪心・嘔吐、胃部不快感、腹痛、下痢などの消化器症状。

Point 3 患者さんに必要な情報を正しく伝えよう

A. 吸入忘れ・飲み忘れ・貼付忘れへの対処

抗コリン剤（吸入剤、経口剤）と去痰剤の、一般的な吸入忘れ･飲み忘れ･貼付忘れの対処法は、2回分を同時に吸入・服用・貼付しないこと、また、次の吸入時間・服用時間・貼付時間が近い場合は吸入・服用・貼付せず、次に吸入・飲む時間から吸入・服用・貼付するのが原則です。

表 2.6　各薬剤の管理上の注意事項

製剤	管理上の注意事項
チオトロピウム臭化物水和物 吸入用カプセル	・温度 25℃を超えるところに保存しない ・1日1回　1回1カプセル吸入 ・専用の吸入用器具（ハンディヘラー）を用いて吸入 ・吸入後のうがい施行（口腔内に沈着した薬剤による口渇等の副作用防止のため）
チオトロピウム臭化物水和物 レスピマット	・室温保存 ・1日1回　1回2吸入 ・吸入後のうがい施行（口腔内に沈着した薬剤による口渇等の副作用防止のため） ・初回使用時は3回空噴霧を行い、また3週間以上使用しなかった場合も、同様な操作が必要
イプラトロピウム臭化物水和物、 臭化オキシトロピウム	・使用前によく振る（噴霧剤と薬剤の分離を避け、1回噴霧薬剤量を均一化するため）
L−エチルシステイン塩酸塩	・割ったり、砕いたりせずに服用（腸溶剤のため）
アンブロキソール塩酸塩シロップ	・室温保存（低温で結晶析出のため）

B. 各薬剤の管理上の注意事項

各薬剤を管理するうえでの注意事項を**表 2.6** に記載します。

Point 4　患者さんに確認しよう

A. 口渇、胃腸症状、排尿障害、緑内障の有無

抗コリン剤による副作用症状としては口渇、胃腸症状、排尿障害、眼圧上昇などがあります。したがって、前立腺肥大症や緑内障のある患者さんには、抗コリン吸入剤の投与は原則禁忌となっています。

Point 5 患者さんの質問に正しく答えよう

A. よくある患者さんからの質問

Q1『ステロイド吸入剤、チオトロピウムレスピマット、β_2 刺激剤の吸入剤の３種類を使用している場合、吸入の順番はどうすればよいですか』

答え：β_2 刺激剤→抗コリン剤（チオトロピウム）→ステロイド剤の順序で吸入してください。その理由は、最初に即効性である β_2 刺激剤を吸入すると、気管支が拡張しますので、その後の抗コリン剤とステロイド剤が、より多く肺に到達しやすくなります。長時間作用型 β_2 刺激吸入剤であるセレベント®の場合は、上記の順序にこだわらなくてもよいとされています。

Q2『チオトロピウム吸入カプセルを間違えて飲んでしまったのですが』

答え：チオトロピウム吸入カプセルは、消化管からの吸収率は低いため、全身性の副作用の心配はありません。しかし、本剤のカプセルは吸入専用のカプセルですので、服用してはいけません。

B. 患者さんに言ってはいけない言葉

『(患者さんの病態を確認せずに）毎日、チオトロピウム吸入を続けることが重要ですので、絶対に毎日吸入しましょう』

患者さんに、前立腺肥大症や緑内障があった場合、抗コリン剤の吸入剤を継続することで、排尿障害の悪化による腎盂腎炎や、眼圧上昇による失明も考えられるため、抗コリン剤吸入の継続については、処方医に疑義照会を行い、慎重に判断する必要性があります。

[四日市羽津医療センター　薬剤科　副薬剤科長　片山歳也]

引用・参考文献

1）日本呼吸器学会 COPD ガイドライン第２版作成委員会編：「COPD（慢性閉塞性肺疾患）診断と治療のための　ガイドライン」第２版ポケットガイド、メディカルレビュー社、2004
2）渡辺明子著、吉尾　隆ら編：閉塞性気道疾患（COPD)、薬物治療学、南山堂、2011

第3章 消化器

概論

消化性潰瘍とは、胃潰瘍と十二指腸潰瘍の総称です。何らかの原因により胃や十二指腸の粘膜組織が損傷した状態を指します。従来は、「No acid, No ulcer」（酸のないところに潰瘍はできない）といわれ、胃酸は消化性潰瘍の発症に中心的な役割を果たしていると考えられていました。しかし近年では、ヘリコバクター・ピロリ（*H. pylori*）の慢性感染や、非ステロイド消炎鎮痛薬（NSAIDs）投与が主な原因であるとされています。特に、*H. pylori* 除菌療法により、消化性潰瘍の再発率が著明に低下することから、消化性潰瘍診療ガイドラインでも *H. pylori* 感染とNSAIDs 内服の有無により治療方針が決定されています。なお、本邦で慢性胃炎と診断されている中高年患者の多くは、*H. pylori* 感染によるものとされています。薬剤師としては、除菌療法治療薬の適正使用ならびに NSAIDs 潰瘍に関する情報提供と早期発見に対し、積極的に関与していく必要があります。

C 型肝炎は、C 型肝炎ウイルス（HCV）感染に由来する肝炎です。HCV に感染した人の約 30%は一過性の感染で治癒します。残りの約 70%は持続感染し慢性肝炎となって、10 ～ 30 年の経過で肝硬変へと進展、その後、肝がんを併発するとされています。本邦における慢性肝炎のなかで C 型肝炎の占める割合は 70 ～80%と高いこと、また、肝がん患者の約 80%が HCV に感染していることから、肝病変の進展を少しでも遅らせることを目的としてペグインターフェロンとリバビリンの併用療法が行われています。しかしながら、わが国で HCV 感染者の約70%を占めるジェノタイプ 1b 型（セロタイプ 1）で、ウイルス量が多い例でのウイルス排除率は、50 ～ 60%にとどまっています[1)]。

炎症性腸疾患（inflammatory bowel disease；IBD）は、潰瘍性大腸炎とクローン病の総称です。両疾患とも 20 歳代の若年成人に好発し、難治性かつ易再発性の腸疾患です。潰瘍性大腸炎の罹患率に男女差はありませんが、クローン病は男性に多く発症します。潰瘍性大腸炎の罹患部位は、主として大腸（特に直腸）の粘膜および粘膜下層などの浅い部分に炎症を呈します。クローン病は、口腔から肛門までどの部位にでも炎症が生じますが、小腸末端と大腸に病変が多いとされています。潰瘍性大腸炎では薬物療法（サラゾスルファピリジン、メサラジン、副腎皮質ホルモン剤など）、クローン病の寛解（緩解）維持療法では栄養療法や薬物療法が、治療の主体となります。

3.1 消化性潰瘍

Point 1 疾患・治療の特徴を理解しよう

A. 消化性潰瘍とは

胃潰瘍や十二指腸潰瘍は、何らかの原因により、胃や十二指腸の粘膜組織が損傷した状態を指します。主な自覚症状は心窩部痛（みぞおちの痛み）です。その他には、吐血やタール便様の下血、背痛、吐き気などです。高齢者やNSAIDs服用中の患者では、痛みなどの症状があまりないことがありますので、タール便（黒色便）の有無を確認するのも1つの方法です。

B. 消化性潰瘍治療の目標

潰瘍からの出血があれば、内視鏡検査による診断と同時に内視鏡的止血法が施行され、その後、薬物療法などが実施されます。薬物療法では、*H. pylori* 感染の有無、また、NSAIDs服用の有無で治療方法が異なります。

ミニメモ　タール便

糞便の色が黒くなったものがタール便です。高齢者には「海苔の佃煮のような色の便」と伝えると、理解されやすいことがあります。血液は消化液によって黒くなりますので、タール便は上部消化管（食道、胃、十二指腸あたり）からの出血、鮮血便は肛門に近い部位からの出血となります。大量出血や下痢を伴うときは、上部消化管からの出血でも鮮血便となることがあります。また、貧血を伴う消化性潰瘍では鉄剤が処方されますが、鉄剤服用中も黒色便になりますので注意してください。

（1）*H. pylori* 除菌療法

『消化性潰瘍診療ガイドライン2009』[2)]では、*H. pylori* の一次除菌のレジメンとして、PPI（プロトンポンプ阻害薬；proton pump inhibitor）、アモキシシリン（AMPC）、クラリスロマイシン（CAM）の3剤を7日間併用する治療法が推奨されています。クラリスロマイシンの用量は、400 mg/日と800 mg/日とで除菌率に差はないとされているので、副作用回避の目的で400 mg/日を選択することがあります。またPPIでは、薬物代謝酵素CYP2C19の違いによる除菌率の差が議論されたことがありましたが、ランソプラゾールとオメプラゾール、およびラベプラゾールナトリウムのいずれを用いても、除菌率に差は見られないことが記載されています。

クラリスロマイシン耐性菌のため、一次除菌レジメンによる除菌率は80%程度にとどまっています。除菌不成功例に対しては、日本ではPPI、アモキシシリン、メトロニダゾールを用いた3剤療法が、二次除菌として推奨されています。

スキルアップ メモ　特発性血小板減少性紫斑病：idiopathic thrombocytopenic purpura（ITP）と除菌療法

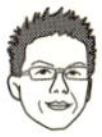

特発性血小板減少性紫斑病（ITP）とは、血小板数が減少し皮膚などに紫斑や出血症状を認める疾患です。*H. pylori* 菌の感染を認めるITPの患者さんのなかには、除菌を行うと50%以上の患者さんで永続的に血小板数が増加することが知られています。除菌療法は消化性潰瘍の治療目的のみで使用されるわけではないことに注意してください。

(2) NSAIDs潰瘍

NSAIDs潰瘍の発症メカニズムは、粘膜に対する直接作用と間接作用があると考えられています。直接作用としては、酸性NSAIDsが胃酸存在下で非イオン型となり、これが細胞膜脂質二重層を透過して傷害するという考え方です。一方、間接作用の機序は、吸収されたNSAIDsがシクロオキシゲナーゼ（COX）を阻害し、その結果として粘膜を保護している内因性プロスタグランジンの産生を減少させるという考え方です。『消化性潰瘍診療ガイドライン2009』で示されているNSAIDs潰瘍特徴の一部を**表3.1**にまとめました。

消化性潰瘍のある患者さんに対しNSAIDsは投与禁忌です。また、NSAIDs潰瘍はNSAIDsの中止により高率に治癒します。しかしながらNSAIDs投与を中止できない患者さんでは、PPIやPGE2誘導体であるミソプロストールを用います。PPIやPGE2誘導体は、NSAIDs潰瘍の1次予防効果にも有効です。ランソプラゾールは、低用量アスピリン投与時や非ステロイド性抗炎症薬投与時における胃潰瘍または十二指腸潰瘍の再発抑制に適応を有します。

表 3.1　NSAIDs 潰瘍の特徴[2)]

クエスチョン	アンサー
NSAIDs の種類により潰瘍発生率に差はあるのか？	COX-2 選択的阻害剤は、非選択的 NSAIDs に比べると、潰瘍発生率は減少していた。
NSAIDs の投与量は潰瘍発生率に影響するのか？	用量依存性がある。
NSAIDs の経口剤と坐剤で潰瘍発生率に違いがあるのか？	投与 28 日以内では経口投与のほうが傷害が多い。
低用量アスピリン服用中の患者の消化性潰瘍発症率は高いのか？	消化性潰瘍発症率は高い。

スキルアップ メモ　**シクロオキシゲナーゼ（COX）選択性**

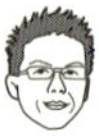

COX には、COX-1 と COX-2 の 2 つのアイソザイムが知られています。COX-1 は組織で恒常的に発現し、胃粘膜保護や腎血流維持などの役割を担っています。COX-2 は炎症や生理的刺激により誘導され、発痛や炎症に関連するプロスタグランジンの産生に関与しています。このため、COX-2 選択的阻害剤は胃腸障害や腎障害などの副作用は少ないとされています。

スキルアップ メモ　**COX-2 選択的阻害剤と心血管系疾患のリスク増大**

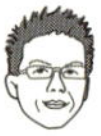

セレコキシブ（セレコックス®）の添付文書では、COX-2 選択的阻害剤により致命的な心血管系疾患のリスク増大に関する記載があります。しかし、COX-2 選択的阻害剤のみならず、非選択的 NSAIDs でも心血管イベントのリスクがあるため、『消化性潰瘍診療ガイドライン 2009』では、心血管イベントのリスクのある患者さんへの投与は注意するとされています。

Point 2　お渡しする薬の特徴を知ろう～主作用と副作用

A. *H. pylori* 除菌療法の副作用

一般的には、薬による副作用が発現した場合は、その原因となる薬剤を中止しますが、*H. pylori* 除菌療法では、この一般論とは少し違った視点が必要です。除菌療法では、抗生物質を 2 剤併用するため、腸内細菌叢のバランスが乱れ、下痢や軟便といった副作用が発現しやすい傾向にあります。しかしながら、除菌療法では、可能な限り薬剤の服用は中止しません。なぜなら、一度中止すると *pylori* 菌が抗生物質に対し耐性化してしまうからです。

Point 3　患者さんに必要な情報を正しく伝えよう

A. PPI の特徴からみた服薬指導のポイント

PPI は強力かつ持続的に胃酸分泌を抑制しますが、日常生活に必要な最低限の胃酸は分泌されていますので心配はありません。食事の影響も受けませんので、患者さんの生活リズムに合わせて、朝食後や夕食後そして就寝前など、毎日決まった時間に服用することもできます。

PPI の胃酸分泌抑制効果は徐々に強まり、約 3 日で安定します。最大の効果は服用開始から 3 ～ 7 日間ほど必要であるため、きちんと服用を継続することの重要性を伝えます。一方で、飲み忘れが 1 回あったとしても、PPI が阻害しているプロトンポンプは約 2/3 ほど残っているので心配ありません。オメプラゾール、ラベプラゾールナトリウムは、噛み砕くと本剤の腸溶性が失われるので、服用する際には噛み砕かず、水とともに服薬します。ランソプラゾールの口腔内崩壊錠は、腸溶性顆粒を含む製剤ですが、錠剤を服用できない患者さんに適した剤型です。

B. 胃粘膜防御因子増強薬の作用の違い

胃粘膜を守る薬剤についても、薬剤によってその作用はさまざまです。それぞれの作用をわかりやすく患者さんに伝えることで服用の意義を理解、アドヒアランス向上を目指します。

- 病巣部位の保護…潰瘍病巣に付着し、胃液などの刺激から守ります。
- 肉芽形成の促進…病果部分の組織の治癒を早めます。
- 粘液分泌の促進…胃膜表面を潤している粘液自体にも防御作用があります。
- 粘膜微小循環の改善…胃粘膜に酵素やエネルギーを送っている血液の流れを改善して、胃粘膜の機能を強化します。
- プロスタグランジン作用…胃酸分泌阻害、胃粘膜血流増加により、粘膜細胞を保護します。

Point 4　患者さんに確認しよう

A. NSAIDs 服用の有無

NSAIDs（特に COX 非選択的薬剤）の服薬は、消化性潰瘍の大きなリスクになります。NSAIDs（－）/*H. pylori*（－）患者の、潰瘍患者の危険率を 1 とした場合、オッズ比は、*H. pylori*（＋）では 18.1、NSAIDs（＋）では 19.4、NSAIDs（＋）/*H. pylori*（＋）では 61.1 に増大すると報告されています[3)]。

リウマチをはじめとした整形外科領域の疾患をもっている患者さんにはNSAIDs 服用の有無を確認し、必要に応じて COX-2 選択性の薬剤への変更を検討します（**表 3.2**）。

表 3.2　NSAIDs の COX-1 と COX-2 に対する選択性の比較

薬剤	IC_{50}COX-1 (μM)	IC_{50}COX-2 (μM)	Ratio IC_{50} (COX-2/COX-1)
ピロキシカム	0.0005	0.3	600
アスピリン	1.67	278	166
インドメタシン	0.028	1.68	60
ジクロフェナクナトリウム	1.57	1.1	0.7
エトドラク	34	3.4	0.1
メロキシカム	4.8	0.43	0.09
セレコキシブ	15	0.04	0.003

（文献 4 より抜粋）

Point 5　患者さんの質問に正しく答えよう

A. よくある患者さんからの質問

Q1『薬（PPI）を飲み始めてから、胃の痛みも止まりとても楽になりました。薬を飲むのは止めてもよいでしょうか？』

答え：PPI は効果発現が早いため、症状は比較的早く治まります。しかし、潰瘍が治癒しているわけではなく、長期の服薬が再発を予防する手段となることを説明します。

Q2『(2次除菌療法でメトロニダゾールを使用する患者さんより）晩酌はしても構いませんか？』

答え：メトロニダゾールはアルコールを代謝する酵素を阻害し、血中アセトアルデヒド濃度を上昇させます。このため、メトロニダゾールを服用中にお酒を飲むと、嘔吐・ほてりなどの二日酔いの症状が現れます（ジスルフィラム作用)。

B. 患者さんに言ってはいけない言葉

『(消化器科以外の診療科からH_2受容体遮断薬やPPIが処方された場合）胃酸の分泌を鎮めるお薬です』

H_2受容体遮断薬やPPIには、多くの適用外使用が見られます。有名なものとしては、肩関節痛（副甲状腺機能亢進による石灰沈着）へのシメチジン（タガメット®）の投与です。そのほかにも、**表3.3**のように適用外使用による有効性が報告されています。

表3.3　H_2受容体遮断薬とPPIの適用外使用による有効例

H_2受容体遮断薬	抗ヒスタミン効果（皮膚科使用） 乾癬・いぼ・慢性蕁麻疹・帯状疱疹・単純ヘルペス（細胞性免疫賦活作用） 舌痛、口渇（ニザチジン） 副甲状腺機能亢進による石灰沈着による肩関節・股関節痛 （副甲状腺細胞のH_2受容体阻害作用を介する分泌調節）（シメチジン） がん転移の予防（シメチジン） 抗精神病薬による体重増加 NSAIDs潰瘍の予防
PPI	胃食道逆流症の診断（PPIテスト） 慢性咳嗽 反復性副鼻腔炎（ランソプラゾール）

引用・参考文献

1) 慢性肝炎診療のためのガイドライン、日本肝臓学会、2007
2) 消化性潰瘍診療ガイドライン2009、日本消化器病学会、2009
3) Vane JR, et al. Ann Rev Pharmacol Toxicol 38 : 97–120, 1998
4) EBMに基づく胃潰瘍診療ガイドライン第2版–H. pylori二次除菌保険適用対応–（胃潰瘍ガイドラインの適用と評価に関する研究班／編）、じほう、2007

3.2　慢性肝炎

Point 1　疾患・治療の特徴を理解しよう

A. 慢性肝炎とは

慢性肝炎とは、肝機能検査値（ALT や AST など）の異常が 6 か月以上持続している病態です。慢性肝炎の自覚症状は、全身倦怠感や食欲不振、悪心、背部痛などです。日本における慢性肝炎の主な原因は、B 型や C 型肝炎ウイルス感染によるものであるため、ここでは、B および C 型肝炎ウイルスによる慢性肝炎を中心に記載します。

B 型肝炎ウイルスは母児感染、C 型肝炎ウイルスは血液を介して感染するものが大部分です。C 型慢性肝炎の初期には、ほとんど症状はありません。

B. ウイルス性肝炎治療の目標

慢性肝炎の最大の問題は、放置しておくと 10 〜 30 年で肝硬変や肝がんに移行することです。日本における肝がんの原因の約 80% は C 型肝炎ウイルスによるものであるといわれています。このため、原因となるウイルスの排除もしくは増殖抑制により、肝病変の進展を抑止することが治療の目標となります。

B 型肝炎ウイルスを排除できる治療法はありませんが、インターフェロンやエンテカビル水和物でウイルス増殖を抑制し、肝炎を鎮静化させることは可能です。C 型肝炎ウイルスは、インターフェロン療法が有効です。

Point 2　お渡しする薬の特徴を知ろう～主作用と副作用

A. ウイルス性肝炎治療薬

抗ウイルス薬とインターフェロン製剤を**表 3.4** に示します。B 型肝炎ウイルスに対しては、変異株出現率が低いエンテカビル水和物が用いられます。

インターフェロンにポリエチレングリコールを結合させ、週 1 回の投与が可能となったペグ・インターフェロン製剤と、リバビリンの 1 年間併用療法

表 3.4　ウイルス性肝炎の治療薬

薬剤名（商品名）	特徴	副作用
エンテカビル水和物 （バラクルード®）	B 型肝炎に単独で用いる。 変異株出現率が低い。 食事の影響で吸収率低下。 腎排泄型薬剤	投与中止により、肝機能悪化や肝炎の重症化を起こすことがある。
リバビリン （レベトール®）	C 型肝炎にインターフェロンと併用で用いる。（単独では無効）	貧血は、ほぼ必発する。 催奇形性あり。
インターフェロン製剤	天然型（α、β） 遺伝子組換え型（α_2b）	インフルエンザ様症状は、ほぼ必発。
ペグ・インターフェロン製剤	1 週間に 1 回投与	インフルエンザ様症状は軽度。 血小板低下、好中球減少に注意。

では、従来では難治例といわれたジェノタイプ 1b 高ウイルス量の患者（日本人に多い）に対する著効率は 50 ～ 60％であり、C 型慢性肝炎の標準的な治療法となっています。

B. インターフェロン＋リバビリン併用療法における副作用

インターフェロン＋リバビリン併用療法における副作用症状はさまざまなものがありますが、その中でも頻度の高いもの、注意が必要なものなどに分類して**表 3.5** に示します。

Point 3　患者さんに必要な情報を正しく伝えよう

A. リバビリン、エンテカビル水和物と食事との影響

リバビリンは食後に投与すると、空腹時投与に比較して T_{max}、C_{max}、AUC が増大することがわかっています。食後は吸収部位である小腸上部から下部への移動が遅くなるため吸収量が増加し、胃排出も食事によって遅延するため、吸収効率が高まると推定されています。食後服用は遵守するよう指導します。

エンテカビル水和物は食事の影響により吸収率が低下するため、空腹時（食後 2 時間以降かつ次の食事の 2 時間以上前）に服用します。吸収速度が比較

表 3.5　インターフェロンとリバビリンの併用療法における副作用症状

発現しやすい時期	よく見られる副作用	特に注意が必要な副作用
初期（1 週間以内）	インフルエンザ様症状（発熱、頭痛、倦怠感、関節痛）	過敏症など
	皮膚症状（注射部位の腫れやかゆみ、全身性のかゆみ・発疹）	
	食欲不振	
中期（2～12 週間）	全身症状（微熱・倦怠感）	うつ状態などの精神神経症状（不眠、イライラ）
	消化器症状（口内炎、腹痛、吐気、味覚異常など）	間質性肺炎（息切れ、乾咳、微熱）
		心臓の症状の悪化（胸が痛む、ドキドキする）
		網膜症（飛蚊視、視力低下感、目がチカチカする、目が痛いなど）
		糖尿病の悪化（口渇、尿量増加、体重減少）
後期（3 か月以降）	脱毛	甲状腺機能異常（動悸、発汗、むくみ）
検査値異常（治療期間中）		貧血（ヘモグロビン減少） 血小板減少 好中球減少 肝機能障害（AST、ALT の異常）

的速く胃排出律速と推定されるため、C_{max} 低下と T_{max} 遅延は食事摂取による胃排出速度低下が原因だとされています（AUC 低下は不明）。

B. 飲み忘れへの対処

一般的な飲み忘れ対処法を**表 3.6** に記載します。2 回分を同時に服用しないこと、また、次の服用時間が近い場合は服用せず、次に飲む時間から服用するのが原則です。

C. リバビリンの催奇形性

リバビリンには催奇形性があるため、妊婦には禁忌の薬剤です。女性患者だけでなく、パートナーが妊娠する可能性のある男性患者に対しても注意が

表 3.6　飲み忘れ・注射忘れへの対処

製剤	一般的な対処の目安
エンテカビル水和物（バラクルード®）	気がついたときに１回分を服用
リバビリン（レベトール®）	飲み忘れたら１回とばし、次回に１回分服用
インターフェロン製剤	主治医に相談
ペグ・インターフェロン製剤	主治医に相談

必要です。（添付文書を確認しておきましょう。）

Point 4　患者さんに確認しよう

A. 基礎疾患の有無と副作用

インターフェロン＋リバビリン併用療法においては、禁忌となる疾患や慎重投与の疾患が数多くあります。治療が、それらの基礎疾患に及ぼす可能性のある影響について、知っておく必要があります。また、副作用（**表 3.5**）の症状が出ていないか、注意して聞きとることが大切です。

Point 5　患者さんの質問に正しく答えよう

A. よくある患者さんからの質問

Q1『（投与初期に電話などで）何だか体の痒みがひどいのですが、薬のアレルギーでしょうか』

答え：インターフェロンの投与部位や、それ以外の体の痒み・赤みなどは、インターフェロン療法において起こりやすい副作用の１つです。自己判断で内服薬を中止しないように指導しましょう。

Q2『インターフェロンによる治療で、（肝炎は）どのくらいの人が完治するのですか？』

答え：ペグ・インターフェロン製剤と抗ウイルス薬であるリバビリンの併用療法により、約半数の人が完全にウイルスを排除できるようになりました。

なお、“1型でかつウイルス量の多い人”以外では、ほとんどの患者で完全にウイルスを排除できます。

B. 患者さんに言ってはいけない言葉

『(インターフェロン療法中で、不眠・抑うつなど副作用症状を訴える患者さんに対して) インターフェロン治療の副作用は、仕方がないですね』

治療意義と副作用のつらさへ共感する姿勢が求められます。薬剤師が副作用の症状を積極的に聞き取り、対応策を処方医へ提案しましょう。

3.3 潰瘍性大腸炎とクローン病

Point 1 疾患・治療の特徴を理解しよう

A. 潰瘍性大腸炎とは

潰瘍性大腸炎は、大腸(特に直腸)の浅い部分に炎症を呈する原因不明の炎症性腸疾患です。その特徴やクローン病との違いを**表 3.7** に示します。臨床症状としては、1日数回～十数回に及ぶ、粘液の混じったイチゴゼリーもしくはトマトケチャップ様の血便を認めます。軽症例では血便を認めず、粘液が排泄されることもあります。

B. 潰瘍性大腸炎治療の目標

自覚症状が改善され、日常生活が送れるようになることを目指し治療します。薬物療法はサラゾスルファピリジン、メサラジン、副腎皮質ステロイド薬が中心となります。このほかには、免疫抑制剤のアザチオプリンなどが用いられることもあります。重症例には中心静脈栄養や経管栄養を実施します。

C. クローン病とは

クローン病は、口腔から肛門まですべての部位で炎症が生じますが、小腸末端と大腸に病変が多いとされています。潰瘍性大腸炎との違いは**表 3.7** を参照ください。腹痛、下痢、発熱、体重減少、肛門部病変、CRP 陽性が主な臨床症状です。再発·再燃を繰り返し、完全な治癒は困難とされています。

表 3.7　炎症性腸疾患

	潰瘍性大腸炎	クローン病
好発年齢	若年（20 歳代）	若年（15 ～ 25 歳代）
男女差	なし	男性に多い（男：女＝2：1）
炎症部位	大腸（特に直腸）	口腔から肛門（特に小腸末端と大腸）
症状	血便、腹痛、下痢	腹痛、下痢、発熱、体重減少、肛門部病変、CRP 陽性
維持療法の主体	薬物療法	栄養療法、薬物療法
経過	再発・再燃を繰り返す	再発・再燃を繰り返す

D. クローン病の治療目標

症状が安定している緩解期を、できるだけ長く維持することが治療の目標となります。食事療法では、低残渣低脂肪食がすすめられています。

Point 2　お渡しする薬の特徴を知ろう～主作用と副作用

A. 潰瘍性大腸炎治療薬

経口剤と注腸剤を**表 3.8** に示します。メサラジンは、有効成分が小腸から大腸にかけて徐々に放出されるように設計された徐放性製剤であるため、噛み砕かずに服用する必要があります。

B. クローン病治療薬

クローン病では、メサラジンや副腎皮質ステロイド剤を用います。これら薬剤の効果が不十分な場合には、インフリキシマブを用いることがありますが、結核などの感染症や投与後 2 時間以内に生じるインフュージョン・リアクション（infusion reaction）に注意します。**表 3.9** には、クローン病の緩解維持療法に用いる経口栄養療法剤の特徴を示します。

表 3.8　潰瘍性大腸炎治療薬（経口剤と注腸剤）

	薬剤名（商品名）	特徴	副作用
経口剤	サラゾスルファピリジン（サラゾピリン®）	大腸の腸内細菌により、活性体である 5-アミノサリチル酸（メサラジン）に変換。	尿の濃染、過敏症、顆粒球減少症、肝障害、腎障害
	メサラジン（ペンタサ®）	経口剤（徐放性製剤）	肝障害、腎障害、過敏症
	アザチオプリン（イムラン®）	難治例に用いる。	骨髄抑制、肝障害
注腸剤	（ペンタサ® 注腸剤） （ステロネマ® 注腸剤） （プレドネマ® 注腸剤）	直腸型に注腸剤を用いる。 腸内保持時間が長くなるようにする。	ステロイド剤では易感染性に注意。 注腸が刺激となり排便回数が増える場合は中止。

表 3.9　クローン病の緩解維持療法に用いる経口栄養療法剤

薬剤名（商品名）	特徴	注意事項
成分栄養剤（エレンタール®）	アミノ酸と微量の脂肪。 消化機能に依存せず、ほぼ完全に腸管から吸収（低残渣）。	脂肪分が少ない
消化態栄養剤（ツインライン®）	低分子ペプチドと脂肪	脂肪分が腸の負担となる
半消化態栄養剤（ラコール®）（エンシュア・リキッド®）	蛋白質やポリペプチドと脂肪	脂肪分が腸の負担となる

Point 3　患者さんに必要な情報を正しく伝えよう

A. 飲み忘れへの対処

一般的な飲み忘れ対処法を**表 3.10** に記載します。2 回分を同時に服用しないこと、また、次の服用時間が近い場合は服用せず、次に飲む時間から服用するのが原則です。

B. 注腸剤の使用法

日常生活を妨げない、入浴後や就寝前に注入します。事前に排便を済ませ、左横向きに寝て、ゆっくりと直腸内に注入します。急に注入すると刺激にな

表 3.10　飲み忘れへの対処

薬剤名（商品名）	一般的な対処の目安
サラゾスルファピリジン（サラゾピリン®）	気がついたとき 1 回分を服用
メサラジン（ペンタサ®）	内服：気がついたとき 1 回分を服用 注腸：気がついたとき 1 回分を使用
ステロネマ® 注腸剤 プレドネマ® 注腸剤	気がついたとき 1 回分を使用

図 3.1　体位変換の例

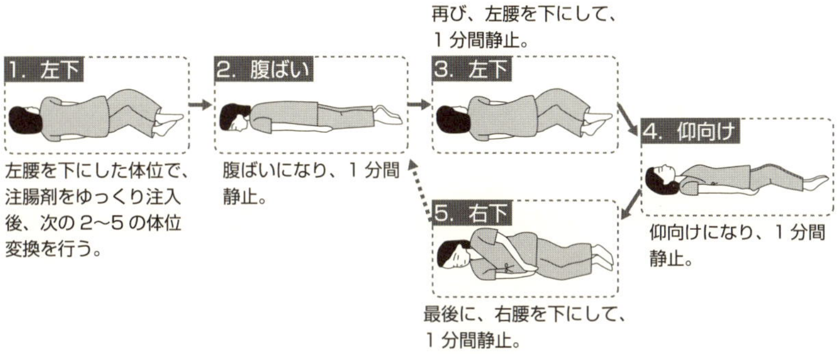

1. 左下
左腰を下にした体位で、注腸剤をゆっくり注入後、次の 2〜5 の体位変換を行う。
2. 腹ばい
腹ばいになり、1 分間静止。
再び、左腰を下にして、1 分間静止。
3. 左下
4. 仰向け
仰向けになり、1 分間静止。
5. 右下
最後に、右腰を下にして、1 分間静止。

り、かえって便意を促してしまうことがあります。その後、腹ばいに体位変換すると、直腸内の薬液が口側の大腸へ移行します。左横向きに戻り、さらに仰向けになります（**図 3.1**）。

体位変換をもっと繰り返しても構いませんが、注腸製剤の薬液（60 〜 100 mL）の到達範囲は、大腸の下半分位までが限界とされています。薬液が冷えていると腸の動きを刺激することがあるため、体温程度に温めてから使用します。特にペンタサ® 注腸剤は薬液が 100 mL と多いため、初めて注腸療法を行う患者さんや排便回数の多い患者さんなどには、注腸剤をしばらく立てておいて、白い薬の成分を下に沈殿させて上澄みの液体を捨て、薬液量を減らしたあとに攪拌して注入するよう指導する場合もあります。注入量の一部を排出、もしくは数時間しか我慢できなかった場合は、その日のうちに再度注腸する必要はありません。

Point 4 患者さんに確認しよう

A. 潰瘍性大腸炎を悪化させる可能性のある併用薬の有無

NSAIDsのうち、特にCOX-2非選択的な薬剤は、白血球の血管外遊走を活性化し、急性炎症を起こすロイコトリエンB_4を増加させ、潰瘍性大腸炎を悪化させることがあります。

B. 在宅経腸栄養法を受けている患者さんに対して

経腸栄養剤を継続していくために、フレーバーの提供から、外出時に気軽に携行できるボトルタイプの活用など、患者さんの日常生活を確認しながら支援していきます。

Point 5 患者さんの質問に正しく答えよう

A. よくある患者さんからの質問

Q1『(ペンタサ®錠からアサコール®錠に処方変更となった患者さんから)同じ成分の薬だと聞きましたが、何が異なるのでしょうか』

答え：どちらも同じ、メサラジンという炎症を抑える成分のお薬です。ペンタサ®錠は、特殊なコーティングによって、小腸内で徐々にお薬がしみ出すように作られているのですが、S状結腸や直腸へ届くお薬が不足する欠点があります。一方、アサコール®錠は、pH依存型放出調整特性をもった製剤です。pH7以上の下部消化管（回腸末端から大腸）に到達してから、有効成分が放出されるように製剤設計されていますので、S状結腸や直腸も含め、大腸全体へお薬がいきわたるようになっています。

ミニメモ 消化管内のpH変化について

胃の中は胃酸の影響で強酸性です。十二指腸でアルカリ性の腸液と混ざり、酸性が弱められます。小腸を通過しながら徐々にpHが上昇し、回腸末端あたりでpH7以上になります。

Q2『（妊娠希望する患者さんから）薬を飲み続けていても大丈夫でしょうか』

答え：サラゾスルファピリジン、メサラジンともに、奇形発生の頻度や危険度が明らかに上昇するとの報告はありません。母体の健康を維持するために実施される薬物療法は、結果として胎児の発育にも好影響を及ぼすことを説明します。薬剤師としては、催奇形性のリスクのみに注目することなく（安全性も強調しすぎることなく）、薬物療法のメリットを正しく捉え、患者さんを励ましていく必要があります。

サラゾスルファピリジンを服用していると、葉酸が不足しがちになりますので、葉酸摂取に関する一般的な情報提供は必要です。ただし、葉酸の摂取量は主治医と相談します。男性の場合は、サラゾスルファピリジンにより精子の数や運動性が低下するとされています。薬剤中止後約２～３か月で回復するといわれています。

Q3『症状がよくなったら、薬は飲まなくてもいいのでしょうか』

答え：クローン病は再燃を繰り返す性質があり、手術後の再手術率も５年で28％と高率であることから、適切な治療を継続して、緩解を維持することが重要です。長い経過の中で徐々に病態が進行してしまうと、狭窄や瘻孔といった手術を必要とする合併症が起ってしまうこともあります。自己判断で薬剤を中止することは避けましょう。

Q4『栄養剤を飲むと、どうしても下痢をしてしまうのですが、どうすればいいでしょうか』

答え：経腸栄養剤は浸透圧が高く、下痢や腹痛・腹部膨満感を起こすことがあります。対策としては、腸管に到達する時間をゆるやかにするために投与速度を落としたり、ゼリー状やムース状にすることも有効です。また、冷たい栄養剤を使っていないか、溶解や注入に使用する容器は清潔であるかも確認してください。

B. 患者さんに言ってはいけない言葉

①『（副作用を確認する場合に）下痢はしていませんか』

潰瘍性大腸炎の症状は、出血性の下痢や腹部の痛みであり、再発のケースでは便意が切迫するようになります。このような病態を示す疾患ですから、

『下痢をするか』を聞くのではなく、服薬によって便の性状や排便の回数に変化がみられたかを確認します。

②『(重症下痢に対してコデイン処方されている患者さんへ) 咳を鎮めるお薬です』

潰瘍性大腸炎の軽い下痢症状に対しては、抗コリン薬またはロペラミドやジフェノキシレートが用いられます。激しい下痢症状には、高用量のジフェノキシレートやアヘンチンキやコデインなどが必要になることがあります。処方意図を、併用薬などからしっかり把握して、服薬指導に臨みましょう。

③『(待合室で椅子があいているにもかかわらず、立ってお待ちの場合に) 遠慮なく、おかけになってください』

クローン病では、肛門病変が高頻度に合併します。最も多いのが痔瘻(肛門周囲膿瘍)で、発症からの期間が長いほど、また大腸病変を有する患者さんほど、高頻度だとされています。患者さんによっては、座るのがつらい状態であるかもしれません。そのような患者さんのために、待合室の椅子に円座クッションを準備するといったことも、薬局で検討しましょう。

④『(在宅経腸栄養法を受けている患者さんへ) ビタミンや微量元素が不足することがありますので、何か食べ物で補うよう心がけてください』

患者さんによっては、脂肪制限などが実施されていることがあります。患者さんの状況を把握することなく、安易に食事からの摂取を勧めることは避けましょう。

[(株) サンキュードラッグ　店舗運営部　調剤運営部長　赤川信一郎]
[鈴鹿医療科学大学　薬学部　教授　八重徹司]

第4章 代謝・内分泌

概論

　インスリン抵抗性や脂質異常症は、肥満、高血圧等とともに、動脈硬化の危険因子となっています。それぞれが単独でも動脈硬化性疾患（脳卒中や冠動脈疾患等）の危険因子となりますが、これら危険因子が重なると、さらに危険度が増すことが明らかとなっています。また、高尿酸血症を有する患者さんでは、肥満や脂質異常症等の動脈硬化の危険因子を合併している頻度が高いことが知られています。脳卒中や冠動脈疾患などは、日本人の死亡原因として大きな割合を占めることから、動脈硬化性疾患コントロールの重要性はますます高くなってきています。なお、危険因子が重なり合う背景としては、過栄養や運動不足などの生活習慣が大きく関与すると考えられています。しかし、食べ物が豊富で交通システムが整った現代社会の生活を楽しんでおられる患者さんにとっては、生活習慣の是正は大きなストレスであり、治療継続が困難となることもしばしば経験します。このため、患者さんの生活習慣を把握し、個々の患者さんに特有の問題点を探りながら、「自分自身の健康に自分で責任を持ち、自ら治療に参加」できるように患者さんの主体性を支援していくことになります。大事なポイントは、生活習慣病関連疾患では、患者さんを“指導”するのではなく、“支援”することです。そのうえで、ガイドラインに基づく薬物療法の実施が動脈硬化性疾患の発症予防につながります。薬剤師としては、服薬の継続が困難となる生活習慣上の要因や、薬剤による有害事象を予測し、未然に回避していくスキルを身に付けておく必要があります。

　甲状腺から分泌される甲状腺ホルモンは、細胞の代謝率を上昇させ、酸素消費と熱産生を促進する作用を有します。甲状腺ホルモンの分泌が過剰になると甲状腺機能亢進状態、甲状腺ホルモンが欠乏すると甲状腺機能低下状態になります。甲状腺関連疾患の発症頻度は女性が高いことから、妊娠・授乳と薬物療法との関連においても、薬剤師が職能を発揮していくことになります。

4.1 糖尿病

Point 1　疾患・治療の特徴を理解しよう

A. 糖尿病とは

　インスリンの作用不足により、慢性的に血糖値が高い状態にあるのが糖尿病です。慢性の高血糖状態が続くと、細小血管合併症（神経障害、腎症、網膜症）の発症・進展の引き金になることが証明されています。大血管合併症（脳梗塞、虚血性心疾患、閉塞性動脈硬化症による足壊疽等）は、動脈硬化に基づく病態であり、糖尿病が独立した危険因子となっています。糖尿病は主に1型と2型の糖尿病、妊娠糖尿病、その他の糖尿病（肝疾患、膵疾患、内分泌異常、薬剤性など）に分かれます。

(1) 1型糖尿病

1型糖尿病は小児や若年者に多く発症し、膵β細胞の破壊によってインスリン分泌が低下します。その多くは、最終的にインスリンが絶対的に欠乏する状態に至り、インスリン治療を行わなければケトアシドーシス*に陥ります。このため、1型糖尿病では健常者のインスリン分泌に近いかたちでインスリンを補充する治療（強化インスリン療法*）が基本となります。健常者のインスリン分泌は、食事摂取に関係なく常に少量分泌されているインスリン（基礎分泌）と、食後の血糖上昇に対応して分泌されるインスリン（追加分泌）となっているので、強化インスリン療法でも、このインスリン分泌動態を再現します（**図 4.1**）。一般的には、基礎分泌として就寝前に持効型（または中間型）インスリン製剤、そして毎食前に超速効型（または速効型）インスリン製剤を追加分泌として投与します。

重要用語の解説

【ケトアシドーシス】 インスリン分泌が高度に欠乏した状態では、体組織へのブドウ糖の利用が低下します。ブドウ糖に代わるエネルギー源として脂肪や蛋白質が利用されますが、その分解が亢進したときにケトン体（アセト酢酸など）が体内に蓄積し、ケトアシドーシスをきたします。症状としては、口渇・多飲・多尿・体重減少、そして呼気のアセトン臭（甘い果物のようなにおい）などがあります。

【強化インスリン療法】 強化インスリン療法とは、1日に3～4回程度のインスリン投与、またはインスリンの持続皮下投与によって、健康な人でみられるインスリンの分泌パターンに近づける治療法です。血糖値の自己測定を併行して行いながらインスリンの投与量を調節し、可能な限り良好な血糖コントロールを目指します。

(2) 2型糖尿病

2型糖尿病は、日本人糖尿病患者の95%以上を占めます。その機序として、倹約遺伝子*と環境要因（高脂肪食・運動不足・エネルギー過剰摂取等）が、2型糖尿病の発症に関与していると推定されています。日本人では、インスリン分泌能が低下しやすく、肥満していないにもかかわらず2型糖尿病にな

図 4.1　健康な人と糖尿病の人のインスリンの動きを比べると…

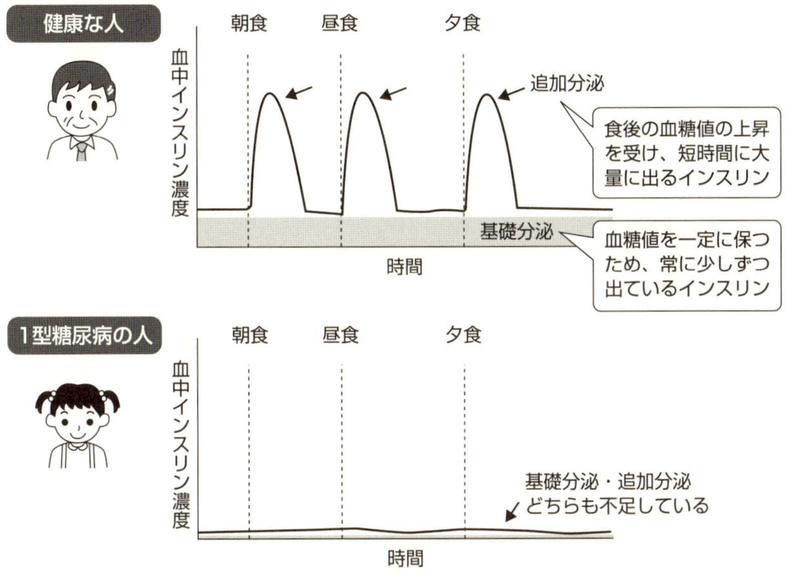

る例も多いのが特徴です。2型糖尿病では、インスリンはある程度分泌されている状態（相対的なインスリン不足）を経て、徐々にインスリン分泌能力が低下し、インスリンの絶対的な不足状態に至るまでの状態があります。2型糖尿病の治療では、食事療法や運動療法により、環境因子を是正することが基本となります。薬物療法では、患者さんのインスリン分泌能やインスリン抵抗性の状態に応じた薬剤が選択されます（p.132、**表 4.3**、**図 4.4** 参照）。

重要用語の解説

【倹約遺伝子】 倹約遺伝子とは、少ない食事で得たエネルギーを効率よく利用し、エネルギー消費を抑える働きを持っています。つまり倹約遺伝子を持っていると、エネルギーを脂肪として過剰に蓄えるため、結果的にインスリン抵抗性になりやすいといわれています。

B. 糖尿病治療の目標

糖尿病の治療目標は、急性合併症の防止、そして細小血管合併症や大血管合併症といった慢性合併症の発症・進展の阻止です。厳格な血糖コントロール（**表 4.1**）により、細小血管障害による合併症が抑制されることが、最近の大規模臨床試験の結果より証明されています。

表 4.1　血糖コントロール指標と評価

<table>
<tr><th rowspan="3">指標</th><th colspan="5">コントロールの評価とその範囲</th></tr>
<tr><th rowspan="2">優</th><th rowspan="2">良</th><th colspan="2">可</th><th rowspan="2">不可</th></tr>
<tr><th>不十分</th><th>不良</th></tr>
<tr><td>HbA1c 値（%）</td><td>5.8 未満</td><td>5.8 ～ 6.5 未満</td><td>6.5 ～ 7.0 未満</td><td>7.0 ～ 8.0 未満</td><td>8.0 以上</td></tr>
<tr><td>空腹時血糖値 (mg/dL)</td><td>80 ～ 110 未満</td><td>110 ～ 130 未満</td><td colspan="2">130 ～ 160 未満</td><td>160 以上</td></tr>
<tr><td>食後 2 時間血糖値 (mg/dL)</td><td>80 ～ 140 未満</td><td>140 ～ 180 未満</td><td colspan="2">180 ～ 220 未満</td><td>220 以上</td></tr>
</table>

（日本糖尿病学会編：科学的根拠に基づく糖尿病診療ガイドライン第 2 版。p.19、南江堂、2007 より引用）

ミニメモ　HbA1c に関する国際基準

HbA1c 値の表記には JDS（Japan Diabetes Society）値と、NGSP（National Glycohemoglobin Standardization Program）値があります。日本の独自の測定法に由来する JDS 値は、NGSP 値より 0.4%低い数値となります。JDS 値を NGSP 値へ換算するには、以下となります。

HbA1c（NGSP 値）＝JDS 値＋0.4%

※**表 4.1** の HbA1c の値は、JDS 値で表記された HbA1c（JDS）値です。

Point 2　お渡しする薬の特徴を知ろう～主作用と副作用

A. インスリン製剤（注射剤）

（1）インスリン製剤の作用時間による分類

インスリン製剤には、作用の発現と持続時間により、超速効型（ノボラピッド®・ヒューマログ®・アピドラ®）、速効型（ヒューマリン®R、ノボリン®R)、中間型（ヒューマリン®N、ノボリン®N、ヒューマログ®N)、持続型（ランタス®・レベミル®）の製剤があります。また、それらを組み合わせた混合型製剤もあります。**図 4.2** は、ノボラピッド®（超速効型）とランタス®（持続型）の添付文書に記載されている、体内動態の情報です。超速効型製剤は投与 10 分後にはかなり吸収されており、一方、持続型製剤は、1 回の投与でほぼ 24 時間安定した効果を発揮しています。このため、超速効型は食事の直前に投与、速効型は食事の 30 分ほど前に使用、そして持続型製剤は就寝前に 1 日 1 回投与します。

図 4.2　ノボラピッド®（超速効型）とランタス®（持続型）の体内動態

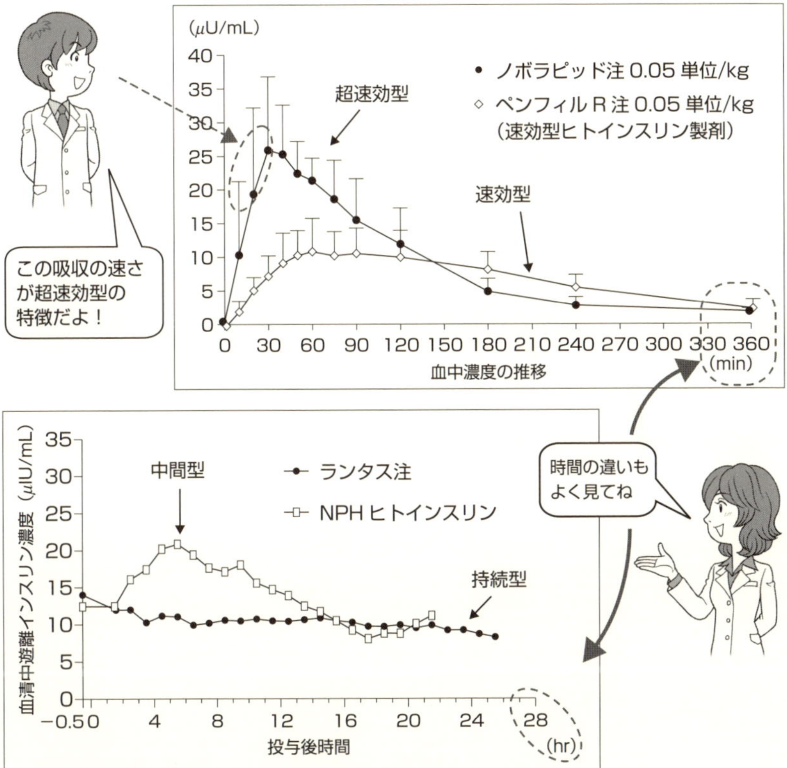

1 型糖尿病患者（外国人）にランタス注および NPH ヒトインスリンを単回皮下投与したときの血清中遊離インスリン濃度（幾何平均値）

（添付文書に一部加筆）

(2) 作用と副作用

インスリン製剤の主作用は血糖降下作用ですが、効き過ぎると容易に低血糖状態に陥ります（**表 4.2**）。低血糖の初期症状としては、交感神経が亢進したような症状「心臓がドキドキする（動悸・頻脈）」などを示します。

インスリン製剤による低血糖かどうかを判断するためには、低血糖症状がいつ出現したのか、投与量や食事量も確認します。この場合、添付文書記載の情報が役立ちます（**図 4.3**）。超速効型や速効型製剤の場合、低血糖の症状が T_{max} か、それに近い時間に発現していれば、インスリン製剤による低血糖の可能性があります。また、糖分の摂取で症状が改善した場合には、低血糖である可能性は高くなりますので、患者さんからしっかりと情報を聞き取りましょう。

スキルアップメモ　アンジオテンシン変換酵素阻害剤と低血糖

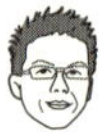

日本におけるインスリン製剤の添付文書には、その他の注意の項に、アンジオテンシン変換酵素阻害剤と低血糖に関する記載がありますが、米国のインスリン製剤の添付文書には、相互作用の項に明確に記載されています。

表 4.2　インスリン製剤の主作用と薬理作用の延長上にある副作用

作用		患者さんへ伝える症状
主作用	血糖降下作用	食事により上昇した血液中の糖分を、正常な状態まで下げる作用があります。
薬理作用の延長上にある副作用	低血糖	心臓がドキドキする、体がカーッと熱くなる、冷汗が出る、めまい、頭痛など。

B. インスリン製剤以外の糖尿病治療薬

患者さんのインスリン分泌能や、インスリン抵抗性の状態に応じた薬剤が選択されます。インスリン製剤以外の代表的な経口糖尿病治療薬を**表 4.3**と**図 4.4**に示します。

図 4.3　インスリン製剤の薬物動態

外因性血中インスリン濃度の薬物動態パラメータ

投与量 (0.05 単位/kg)	*n*	Cmax (μU/mL)	Tmax (min)	AUC (μU・min/mL)
ノボラピッド注	12	30.9±9.2	39.2±18.8	3164±515
速効型ヒトインスリン	12	13.3±4.1	99.2±53.8	2941±530

(平均 ±SD)

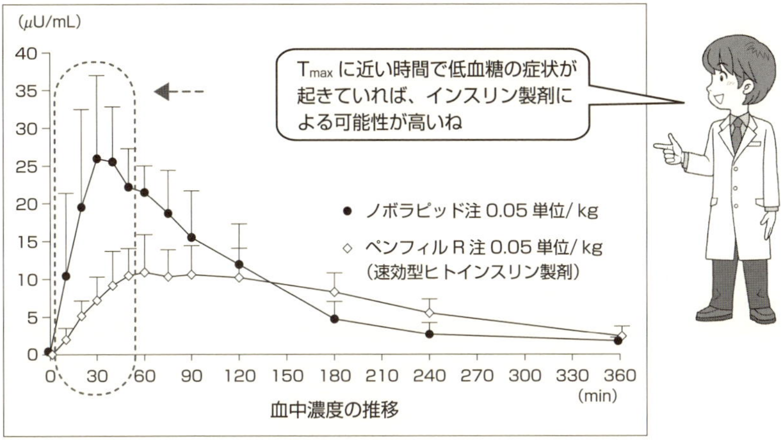

添付文書情報を活用し、インスリン製剤による低血糖かどうかを判断する

(ノボラピッドの添付文書に一部加筆)

スキルアップ メモ　α-グルコシダーゼ阻害剤による放屁増加

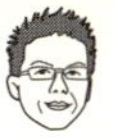

添付文書の重大な副作用の項に、放屁増加や腹部膨満感が記載されています。放屁増加や腹部膨満感は、患者さんの日常生活に大きな支障をきたすため、単にそのような副作用があることを説明するだけでなく、放屁増加の発現時期や対処方法について、具体的に情報提供するといいでしょう。放屁増加は投与後早期から認められ、2 週間以内くらいで消失してきます。どれくらいの時間が経過すると有害事象が消失するのかについて、あらかじめ患者さんへ伝えおくことは、アドヒアランス向上に大きく寄与します。積極的に情報提供していきましょう。

(アカルボースによる放屁増加の副作用モニタリング、大井一弥他、JJPHCS29 (3)、375-378、2003)

表 4.3　経口糖尿病薬一覧表

種類	特徴と副作用
インスリン抵抗性改善剤（チアゾリジン誘導体）	水分貯留傾向があるため、心不全患者には使用しない。体重増加に注意する。単独投与では低血糖を生じない。
α-グルコシダーゼ阻害剤	腸管からの糖の吸収を遅らせる作用があり、食後高血糖を伴う場合に用いる。単独投与では低血糖は生じない。開始初期には、放屁増加や腹部膨満に注意。
速効型食後血糖降下剤（速効型インスリン分泌促進剤）	膵β細胞に作用し、インスリン分泌を促進。食後高血糖を示す患者に用いる。
スルホニル尿素（SU）系薬剤	膵β細胞に作用し、インスリン分泌を促進。速効型インスリン分泌促進薬と違い、膵β細胞に長時間作用しインスリン分泌を強力に促進するため、血糖降下作用も強力。
ビグアナイド系薬剤	肝臓の糖新生抑制作用により、空腹時血糖値を下げる。空腹時血糖値が軽度上昇している肥満患者に用いる。インスリン分泌を刺激しないため、単独投与では低血糖をほとんど生じない。腎障害のある患者では減量（乳酸アシドーシスに注意）。
インクレチン関連薬剤	血糖値に応じてインスリンの分泌を促進。体重増加も起こりにくい。膵β細胞に対する保護作用があるといわれているが、一方で急性膵炎には注意が必要。単独投与では低血糖が起こりにくいが、SU 剤併用時の低血糖に注意。

図 4.4　患者さんのインスリン分泌能/抵抗性に応じた薬剤選択

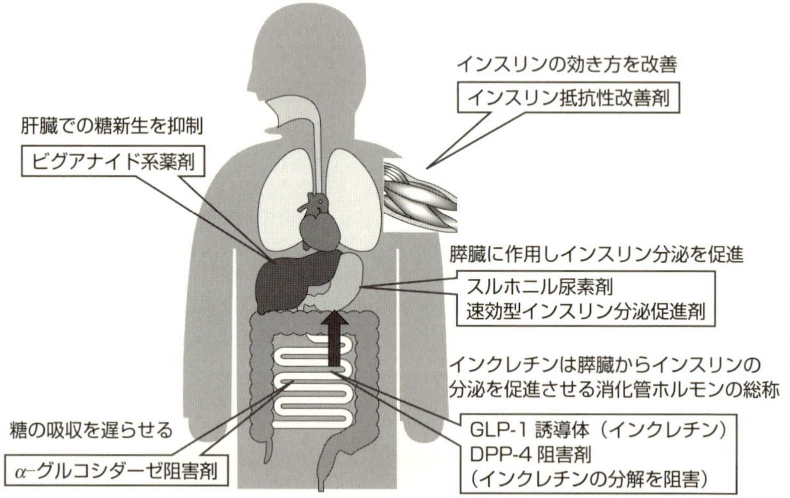

Point 3　患者さんに必要な情報を正しく伝えよう

A. 注射忘れ・飲み忘れへの対処

薬剤の種類や糖尿病コントロールの状態により、対処が異なります（**表4.4**）。過剰投与は低血糖に直結しますので、飲み忘れたときの対処法については、あらかじめ患者さんに対して教育しておく必要があります。一般的には、注射を忘れて食事を始めた場合、食事中または食事直後であれば、ただちにインスリン製剤を通常通り投与します。この場合、低血糖症状が遅れて生じる可能性があることに注意が必要です。

表 4.4　注射忘れ・飲み忘れへの対処

製剤	一般的な対処の目安
持続型インスリン製剤	2回分を一度に使用しない
超速効型インスリン製剤	食事中または食事直後であれば、ただちにインスリン製剤を通常通り投与
α-グルコシダーゼ阻害剤	食事中に気がついたら1回分服用
速効型食後血糖降下剤（速効型インスリン分泌促進剤）	指示された時間に飲み忘れたら1回とばして、次の指示された時間に1回分服用
インスリン抵抗性改善剤（速効型インスリン分泌促進剤）	昼までに飲み忘れに気づいた場合は、1回分をすぐに服用
SU剤、ビグアナイド系薬剤	指示された時間に飲み忘れたら1回とばして、次の指示された時間に1回分服用
インクレチン関連薬剤	気がついたときに、できるだけ早く飲み忘れた分を服用

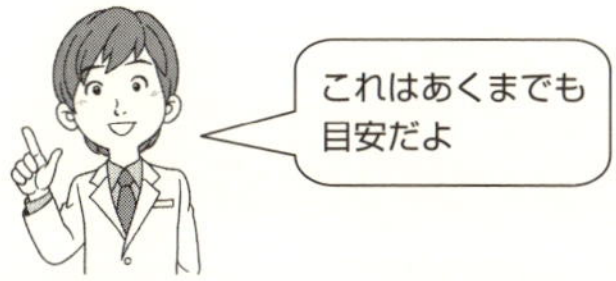
これはあくまでも
目安だよ

スキルアップ メモ　超速効型インスリン製剤は、食直後でも大丈夫？

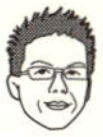

日本の添付文書では、食直前投与が原則ですが、食事量が安定しないようなときには、超速効型製剤を食直後に投与することがあります。なお、米国の添付文書では、インスリン・リスプロ（ヒューマログ®）は食直後、インスリン・グルリジン（アピドラ®）は食事開始20分以内までに投与する方法が記載されています。

B. 低血糖の症状と、低血糖症状発現時の対応法

(1) ブドウ糖の摂取

低血糖の症状は、130 ページを参考にしてください。低血糖症状が発現した場合には、すぐに糖分(ブドウ糖として 10 g 程度)を摂取するように説明します。糖分としてはブドウ糖が望ましいため、携帯用のブドウ糖を渡しておくのがいいでしょう。

(2) ブドウ糖がないとき➡コンビニや自動販売機などで手に入る身近な糖類の活用

意識があり経口摂取が可能なときは、「ブドウ糖果糖液糖」や「果糖ブドウ糖液糖」と表記された缶ジュース・缶コーヒーを飲み対応します(**表 4.5**)。

スキルアップ メモ　低血糖対策にブドウ糖が望ましい理由

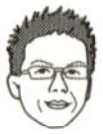

低血糖症状を呈した場合には、速やかに血漿ブドウ糖濃度を回復させる必要があります。このため、α-グルコシダーゼ阻害剤などの影響を受けない(吸収が早い)ブドウ糖を用いることが望ましいのです。ちなみにショ糖(砂糖の主成分)は、ブドウ糖と果糖が結合した二糖類であるため、α-グルコシダーゼ阻害剤の影響を受けることになります。

表 4.5　α-グルコシダーゼ服用の有無と低血糖対策

α-グルコシダーゼ阻害剤の服用なし	砂糖 20 g または、糖分を含む缶ジュースや缶コーヒー
α-グルコシダーゼ阻害剤の服用あり	ブドウ糖

C. インスリン製剤の保管上の注意

インスリン製剤は、使用中であれば室温保存とします。ただし、車の中への放置などは避けます。未使用のインスリン製剤は冷蔵保存としますが、凍結させてはいけません。白濁している中間型インスリン製剤などは、注射前に十分に混和する必要があります。

D. 病気で食事ができない日（シックデイ）の対策

糖尿病の患者さんが病気になったり体調を崩している状態をシックデイといいます。食欲がなくなり、食事をとれなくなることもありますが、インスリン治療中の患者さんが、自己判断でインスリンを中断しないようにします。

Point 4 患者さんに確認しよう

A. 血糖値、HbA1c、体重

お薬手帳や糖尿病手帳には、これらの情報が記載されていることがありますので、チェックしましょう。

B. 注射手技（針を抜かずに何秒くらい待っているか？）

一般的な手順は、①インスリン製剤の確認、②手洗い、③インスリン製剤の攪拌（懸濁製剤）、④カートリッジ先端の消毒と針の取り付け、⑤注射針を上にして空気抜き、⑥2単位空打ち、⑦注射単位の確認、⑧注射部位の消毒、⑨正しく持って注射部位へ針をまっすぐ刺入、⑩ゆっくり最後まで完全に押す、⑪その後6～10秒間は針を抜かずに待ち、（血液の逆流を防ぐため）ボタンを押したまま保持する、⑫ゆっくりと針を抜く、⑬注射部位はもまない、⑭針の取り外しと処分、となっています。

インスリンの注入量に影響が出るのが⑨、⑩、⑪です。注入ボタンを最後まで押したあとも、しばらくは注射針の先からインスリンが出ていますので、6～10秒間待ちます。時計を見ないで数をカウントしている患者さんの多くは、実際の時間よりも短い時間しか待っていないことがあります。

Point 5 患者さんの質問に正しく答えよう

A. よくある患者さんからの質問

Q1『インスリン注射は、一生打ち続けることになるの？』

答え：1型糖尿病では膵β細胞が破壊され、インスリンが分泌されない状態であるため、インスリンが生涯必要になります。一方、2型糖尿病の患者さんでは、インスリン投与により疲弊した膵β細胞が「休息」できます。その結果、インスリンを分泌する能力が回復すれば、インスリン注射をやめて内服薬に移行することも可能です。

Q2『自分は甘いものはあまり食べないので、糖尿病はひどくならない（悪化しない）と思います！』

答え：甘いものの摂取が糖尿病に関連するのではなく、食べ過ぎ（過剰なカロリー摂取）や運動不足などの悪い生活習慣に、遺伝的な体質などが絡んで、糖尿病が悪化していきます。

Q3『インスリンを注射していると、好きなだけ食べられると聞いたことがあります』

答え：インスリンを注射していても、食事療法と運動療法は治療の基本となります。しかし、超速効型インスリン製剤を使用している1型糖尿病の患者さんでは、食事の炭水化物の量に合わせてインスリンの投与量を調節する、カーボカウントという方法を実践している方もおられます。この場合でも、好きなだけ食べられるわけではありません。

B. 患者さんに言ってはいけない言葉

①『（糖尿病と思い込んで）血糖値をコントロールする目的で使用します』

インスリン製剤を使用する場合、一般的には、糖尿病について主治医から明確に説明されているので、「血糖値をコントロールする目的で使用します」と伝えても問題ありません。しかし、がんなどで膵切除術を受けている患者さんに対しても、インスリン製剤が処方されることがあります。

②『（高齢者に対して）血糖コントロールが、あまり良くないようですが…』

高齢者における治療ガイドラインでは、HbA1c 7%未満を目指した治療を行うことが推奨されています。しかし高齢者では、余命や合併症の程度を考慮し、厳格な血糖コントロールでなく、QOLを尊重した緩やかな目標を設定していることがあります。

4.2 脂質異常症、高尿酸血症

Point 1 疾患・治療の特徴を理解しよう

A. 脂質異常症とは

脂質異常症は動脈硬化性疾患の危険因子であり、血清中のLDLコレステロール濃度、中性脂肪（トリグリセリド）濃度、HDLコレステロール濃度が異常をきたした状態を指します。脂質異常症の診断基準を**表 4.6** に示します。

B. 脂質異常症治療の目標

脂質異常症の方のリスク別脂質管理目標値を、**表 4.7** に示します。対象者を一次予防と二次予防に分けています。一次予防とは、まだ冠動脈疾患を発症していない患者さん、そして二次予防とは、すでに冠動脈疾患を発症した患者さんのことを指します。最もリスクの高い二次予防に該当する患者さんは、生活習慣の改善とともに薬物療法を考慮するようになっています。

一方、一次予防が必要な患者さんでは、はじめに生活習慣の改善を試み、その後、必要に応じて薬物療法の適応を考慮するようになっています。患者さんの動脈硬化のリスクは、危険因子の数で決定されます。危険因子の少ないカテゴリーⅠ（低リスク群）では、薬物療法の必要性は低くなります。危険因子の中でも、糖尿病、脳梗塞、閉塞性動脈硬化症がある場合は高リスク群に分類され、目標となるLDL-Cは120 mg/dL未満となります。

C. 高尿酸血症とは

ヒトにおけるプリン体(アデニンおよびグアニン)の最終産物が尿酸であり、

表 4.6 脂質異常症の診断基準（空腹時採血）

検査項目	脂質異常の基準値
LDL コレステロール（LDL-C）	140 mg/dL 以上
中性脂肪（TG）	150 mg/dL 以上
HDL コレステロール（HDL-C）	40 mg/dL 未満

表 4.7　リスク別脂質管理目標値

治療方針の原則	カテゴリー		脂質管理目標値（mg/dL）		
		LDL-C 以外の主要危険因子*	LDL-C	HDL-C	TG
一次予防 まず生活習慣の改善を行った後、薬物治療の適応を考慮する	Ⅰ（低リスク群）	0	<160	≧ 40	<150
	Ⅱ（中リスク群）	1 ～ 2	<140		
	Ⅲ（高リスク群）	3 以上	<120		
二次予防 生活習慣の改善とともに薬物治療を考慮する	冠動脈疾患の既往		<100		

脂質管理と同時に他の危険因子（喫煙、高血圧や糖尿病の治療など）を是正する必要がある。
＊ LDL-C 値以外の主要危険因子
加齢（男性≧ 45 歳、女性≧ 55 歳）、高血圧、糖尿病（耐糖能異常を含む）、喫煙、冠動脈疾患の家族歴、低 HDL-C 血症（<40 mg/dL）

（動脈硬化性疾患予防ガイドライン 2007 年版）

尿中に排泄されます。アデニンとグアニンは、ATP・GTP・DNA・RNA 等の構成成分です。プリン体は、食物由来のものと体内で生合成されるものがありますが、尿酸の大部分は体内で生合成されるプリン体に由来します。

尿酸の血漿中溶解度は 6.8 mg/dL 前後であり、この濃度を超える高尿酸血症が長期間にわたり持続すると、尿酸結晶が析出しやすくなります。このため、血清尿酸値が 7.0 mg/dL を超えている状態を、高尿酸血症と定義しています。

日本人では、尿酸排泄低下型が約 60%、尿酸の産生過剰は約 10%、残りが混合型だとされています。

D.　高尿酸血症の治療目標

『高尿酸血症・痛風の治療ガイドライン（第 2 版）』によると、血清尿酸値が 7.0 mg/dL を超える高尿酸血症があり、痛風関節炎や痛風結節がある場合には薬物療法を開始します（**図 4.5**）。合併症がない場合でも、血清尿酸値が 9.0 mg/dL 以上であれば、薬物治療を開始します。目標とする尿酸値は 6.0 mg/dL 未満とします。

図 4.5　高尿酸血症の治療指針

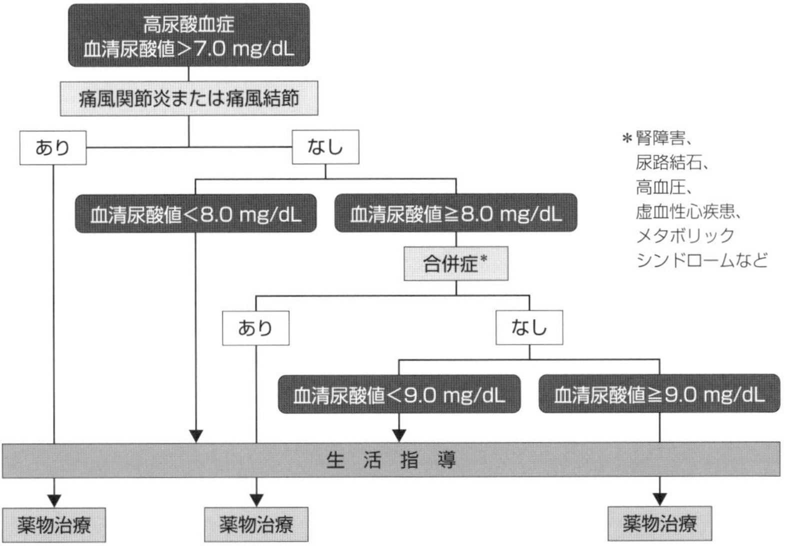

（『高尿酸血症・痛風の治療ガイドライン（第 2 版）』日本痛風・核酸代謝学会ガイドライン改訂委員会編、より引用）

Point 2　お渡しする薬の特徴を知ろう～主作用と副作用

A. スタチン系薬剤

スタチン系薬剤は、コレステロール生合成の律速段階である HMG-CoA (hydroxymethylglutaryl-CoA) 還元酵素を阻害します。肝細胞内でコレステロールの生合成が阻害される結果、LDL 受容体活性が増強し、血中から肝細胞内への LDL の取り込みが増加することで、血清中の LDL-C 値が低下します。

(1) 分類と副作用

LDL-C 低下作用の強さにより、スタンダードスタチンとストロングスタチンに分けることがあります（**表 4.8**）。横紋筋融解症が、スタチン系薬剤の代表的な副作用になります。

表 4.8　スタチン系薬剤

薬剤名（商品名）	作用の強さ	脂溶性/水溶性
プラバスタチンナトリウム（メバロチン®）	スタンダード	水溶性
シンバスタチン（リポバス®）	スタンダード	脂溶性
フルバスタチンナトリウム（フルバスタチン）	スタンダード	脂溶性
アトルバスタチンカルシウム水和物（リピトール®）	ストロング	脂溶性
ピタバスタチンカルシウム（リバロ）	ストロング	脂溶性
ロスバスタチンカルシウム（クレストール®）	ストロング	水溶性

表 4.9　スタチン系薬剤以外の代表的な脂質異常症治療薬

分類	薬剤名（商品名）	特徴	副作用
フィブラート系薬剤	ベザフィブラート（ベザトール® SR）	中性脂肪（トリグリセリド）を低下	横紋筋融解症
	フェノフィブラート（リピディル®）		
小腸コレステロールトランスポーター阻害剤	エゼチミブ（ゼチーア®）	LDL-C を低下	横紋筋融解症 肝障害
EPA 製剤	イコサペント酸エチル（EPA）（エパデール）	スタチンとの併用で冠動脈イベント発症抑制	
陰イオン交換樹脂	コレスチミド（コレバイン®）	LDL-C を低下	便秘、腸管穿孔
	コレスチラミン（クエストラン®）		
プロブコール	プロブコール（ロレルコ®）	LDL-C を低下（抗酸化作用）	QT 延長に伴う心室性不整脈（torsades de pointes）

B. スタチン系薬剤以外の代表的な脂質異常症治療薬（表 4.9）

フィブラート系薬剤を腎機能が低下している患者さんに投与すると、横紋筋融解症が現れることがあり、特に、HMG-CoA 還元酵素阻害薬との併用は、原則禁忌となっています。ベザフィブラートでは、血清クレアチニン値が 2.0 mg/dL 以上、フェノフィブラートでは、血清クレアチニン値が 2.5 mg/

dL 以上の患者さんには、投与禁忌となっています。

小腸コレステロールトランスポーター阻害剤であるエゼチミブは、スタチンとの併用で相乗的な LDL-C 低下作用が知られています。

C. 高尿酸血症治療薬と副作用

高尿酸血症の薬物療法では、尿酸排泄低下型には尿酸排泄促進剤、尿酸産生亢進型には尿酸合成阻害剤（尿酸生成抑制剤）を用いるのが基本です（**表 4.10**）。

尿酸排泄促進剤を使用し、尿中の尿酸排泄量が増加すると、尿路結石ができやすくなるため、尿酸排泄促進剤を使用する場合には、尿アルカリ化剤を用います。また、1 日尿量が 2,000 mL 以上になるように水分摂取し、尿路結石を予防します。

D. 痛風関節炎治療薬と副作用

痛風発作予感時に使用するコルヒチンは用量依存的に、下痢など、胃腸系有害事象の発現が高くなります。

痛風発作中に高尿酸血症治療薬を使用開始すると、発作を悪化させることがあり、発作の寛解を待って投与開始します。

表 4.10　高尿酸血症治療薬の代表的な副作用

分類	一般名（商品名）	副作用	注意事項
尿酸排泄促進剤	プロベネシド（ベネシッド®）	溶血性貧血、再生不良性貧血、肝壊死　等	尿のアルカリ化剤を併用し、尿路結石を予防。腎障害や尿路結石のある患者には使用しない。
	ベンズブロマロン（ユリノーム®）	劇症肝炎	
尿酸合成阻害剤	アロプリノール（ザイロリック®）	発熱、発疹等の皮膚症状または過敏症状	腎障害のある患者では、減量する。

Part Ⅲ 疾患別服薬指導

Point 3 患者さんに必要な情報を正しく伝えよう

A. 飲み忘れへの対処

一般的な飲み忘れ対処法を、**表 4.11** に記載します。2 回分を同時に服用しないこと、また、次の服用時間が近い場合は服用せず、次に飲む時間から服用するのが原則です。

B. 横紋筋融解症の初期症状

スタチン系薬剤やフィブラート系薬剤の服用により、横紋筋融解症が起こることがあります。赤褐色尿や全身筋肉痛などが初期症状ですが、赤褐色尿など、色に関する情報提供は正確に伝わらないことが多いため、「◯◯のような色」として伝えます。

C. 痛風発作時の対応

発作中はできる限り安静にして、患部を冷却します。血清尿酸値の急激な変動は痛風発作を増悪させることから、発作寛解の約 2 週間後から尿酸降下剤の服用を開始します。すでに高尿酸血症治療薬を服用中に痛風発作を発現した場合には、高尿酸血症治療薬を続けながら、コルヒチン（予兆期に 1 錠使用）や NSAIDs（極期に使用）などの発作治療薬を追加投与します。

表 4.11 飲み忘れへの対処

製剤	一般的な対処の目安
スタチン系薬剤	気がついたときに 1 回分を服用
エゼチミブ	気がついたときに 1 回分を服用
EPA 製剤	飲み忘れたら 1 回とばし次回の食直後に 1 回分服用
陰イオン交換樹脂	気がついたときに 1 回分を服用 （相互作用のある薬剤が併用されている場合は個別に対応）
プロブコール	気がついたときに 1 回分を服用
ベンズブロマロン	気がついたときに 1 回分を服用
アロプリノール	気がついたときに 1 回分を服用

Point 4　患者さんに確認しよう

A. 腎機能に関する情報収集

腎機能が低下している場合、スタチン系薬剤やフィブラート系薬剤では、横紋筋融解症に注意します。腎機能が低下していれば、尿酸排泄促進剤を使用せず、尿酸合成阻害剤（アロプリノール）を、腎機能に応じた投与量で用います（ベンズブロマロンとアロプリノールを小量併用することもあります）。血清クレアチニン値 2 mg/dL 以上、または推算 GFR 30 mL/分/1.73 m^2 以上では、特に注意が必要になります。

Point 5　患者さんの質問に正しく答えよう

A. よくある患者さんからの質問

Q1『コレステロールや尿酸の薬を飲んでいれば、食事療法は必要ないのでは？』

答え：脂質異常症や高尿酸血症治療の原則は、食事や運動に関する悪い生活習慣を是正することです。適切な食事療法や運動療法で内臓脂肪を減らすことができれば、インスリン抵抗性や高血圧等の合併を予防することにつながります。

Q2『（電話などで）痛風発作で痛くなったので、薬を使ってもいいですか？』

答え：患者さんがどの薬剤を使用するつもりでいるのかを、確認する必要があります。コルヒチンや NSAIDs は、発作時の痛み止めとして使います。しかし、コンプライアンスが悪い患者さんでは、尿酸の合成阻害剤や排泄促進剤も、痛み止めと同時に、痛くなったときに服用することがあります。

B. 患者さんに言ってはいけない言葉

①『（二次性の高 LDL-C 血症の患者さんに）生活習慣を改善しましょう』

甲状腺機能低下症やネフローゼ症候群、そして副腎皮質ステロイド製剤の使用により、二次性の高 LDL-C 血症となることがあり、場合によってはスタチン系薬剤が処方されることもあります。生活習慣に関するアドバイスの必要性をよく考えましょう。

②『（患者さんの病態を確認せずに）尿酸の薬が出ていますので、多めに水分を摂取しましょう』

尿酸排泄促進剤を用いる場合、尿酸の尿中排泄量増加による尿路結石を予防する目的で、1日尿量が2000 mL以上になるように水分摂取します。この場合、心不全などで医師から水分摂取制限の指示を受けていないかを確認しておく必要があります。

③『（痛風発作の経験がない高尿酸血症の患者さんに）痛風の薬です』

高尿酸血症を有する患者さん全員が、痛風となるわけではありません。日本では、高尿酸血症を有する患者数の約1/10が、痛風の患者さんです。また、ループ系、チアジド系利尿薬などによる続発性の高尿酸血症を予防する目的で、高尿酸血症治療薬が処方されていることがあります。

ミニメモ　ロサルタンカリウムと高尿酸血症

アンジオテンシンⅡ受容体拮抗薬のロサルタンには、尿酸排泄促進作用があります。このため、シクロスポリンを使用している腎移植患者さんの高血圧や高尿酸血症管理に用いられることがあります。

4.3　甲状腺関連疾患

Point 1　疾患・治療の特徴を理解しよう

A. 甲状腺ホルモン

甲状腺ホルモンのうち、ヨード付加が3個のものがトリヨードサイロニン（T_3）、4個のものがサイロキシン（T_4）です。生理活性はT_3のほうが強いのですが、血中を循環する甲状腺ホルモンの大部分はT_4です。血中では、甲状腺ホルモンの99%以上が蛋白と結合しており、それ以外の非結合型が遊離サイロキシン（フリーT_4:FT_4）や、遊離トリヨードサイロニン（フリー

T_3：FT_3）です。T_3、FT_3、T_4、FT_4 の濃度を直感的に理解しやすいように各基準値を同じ単位（ng/dL）で**表 4.12** に示しています。通常は、FT_4 が細胞内に入り T_3 に転換され、最終的に FT_3 が生理活性を発揮します。蛋白と結合している甲状腺ホルモンは、生理活性を示しません。

B. 甲状腺関連疾患

何らかの原因により、甲状腺ホルモンの合成・分泌が低下した状態を甲状腺機能低下症、甲状腺ホルモンの合成・分泌が高まりホルモン作用が過剰となっている状態が甲状腺機能亢進症です。

(1) 甲状腺機能亢進症（バセドウ病を中心に）

バセドウ病では、甲状腺を異常に刺激する抗体が産生されます。この抗体が甲状腺刺激ホルモン受容体抗体で、体内にある甲状腺刺激ホルモン（thyroid-stimulating hormone ; TSH）の代わりに甲状腺を異常に刺激する結果、甲状腺が腫大し甲状腺ホルモンの産生が高まり、甲状腺機能亢進状態を呈します。15 ～ 50 歳の女性に多く発症し、その頻度は 0.3% 前後といわれています。典型的な症状は、頻脈、甲状腺腫、眼球突出（全例ではない）があり、これがメルゼブルクの三徴候です。その他の症状としては、動悸、暑がり、発汗、神経質（イライラ感）、体重減少、易疲労感、排便回数増加、手指振戦、月経過少などがあります。FT_3、FT_4 値は上昇、TSH 値は低下しています。バセドウ病の治療には、甲状腺機能を抑制する薬物療法、甲状腺の一部分を残してほとんど全部分を摘出する手術療法、放射性ヨードを内服し、放射線エネルギーにより細胞を破壊する治療法があります。

(2) 甲状腺機能低下症（慢性甲状腺炎を中心に）

成人女性の約 10 人に 1 人は慢性甲状腺炎を有しており、そのうちの約 15% 程度（成人女性の 3 ～ 5%）に、甲状腺機能低下症があるといわれています。自己免疫により甲状腺組織の破壊が生じ、機能低下症を示します。典

表 4.12　T_3、FT_3、T_4、FT_4 の基準値（ng/dL）

	基準値（ng/dL）	遊離型基準値（ng/dL）
トリヨードサイロニン（T_3）	80 ～ 180	0.002 ～ 0.004
サイロキシン（T_4）	5000 ～ 12000	0.9 ～ 1.8

型的な症状は、声が低くなる、皮膚乾燥、頭髪の脱毛、寒がり、易疲労感、動作緩慢、眠くなる、難聴、体重増加、便秘、月経過多などです。T_3、T_4、FT_3、FT_4 は低値、TSH は高値となります。甲状腺機能が血中 TSH 値も含めて正常であれば、一般的には治療対象にはなりません。

Point 2 お渡しする薬の特徴を知ろう～主作用と副作用

A. 抗甲状腺薬

一般的には、治療効果の早いチアマゾールを用いることが多いようです。しかしながら、チアマゾールの母乳移行性はよいことから（蛋白結合率は5%）、授乳期間中は、ヒト母乳中への移行が血清レベルの 1/10 程度であるプロピルチオウラシルを選択することがあります（**表 4.13**）。

両薬剤に共通する最も重篤な副作用は、無顆粒球症です。

B. 甲状腺ホルモン製剤

補充療法の原則は、少量から開始して徐々に増量し、TSH が正常範囲となるように維持量を決定します。補充療法に用いられる薬剤の特徴と注意点を**表 4.14** に示します。基本的には、作用発現が穏やかで半減期が長く、血中濃度変動が小さい、T_4 製剤のレボチロキシンを用います。T_4 製剤の維持量は 75 ～ 150 μg/日ですが、小量（25 ～ 50 μg）から開始します。妊婦の維持量は、妊娠していない人の 1.5 倍を目安とします。狭心症や心筋梗塞などの心血管系疾患を有する患者さんでは、基礎代謝の亢進により心負荷が増大し、病態が悪化することがあるため 1 ～ 2 か月かけて増量し、維持量は最小量とします。

表 4.13　抗甲状腺薬の特徴と注意点

	蛋白結合率	母乳移行性（母乳/血清比）
チアマゾール（メルカゾール®）	5%	移行性がよい（1/1） 10 mg/日以下では授乳可
プロピルチオウラシル（チウラジール®）	60%	移行性が悪い（1/10） 300 mg/日以下では授乳可

表 4.14　甲状腺ホルモン補充療法に使われる薬剤の特徴と注意点

	特徴	半減期	注意点
レボチロキシンナトリウム（T_4）水和物（チラーヂン®S）	T_4 製剤	6～7日	食物繊維で吸収率低下 基礎代謝の亢進による心負荷
リオチロニンナトリウム（T_3）（チロナミン®）	T_3 製剤 (active hormone)	≦2日	4時間でほぼ吸収される 服用数時間で効果が得られる
乾燥甲状腺（チラーヂン®末）	T_3、T_4 混合製剤		食用獣の甲状腺が原料 有機ヨード含量はほぼ一定だが、T_3、T_4 含量はロット間でバラツキがある

表 4.15　飲み忘れへの対処

製剤	一般的な対処の目安
レボチロキシンナトリウム（T_4）水和物	気がついたときに1回分を服用 （血中半減期が長いため、1回分は休薬し、次の服用時間に1回分を服用してもよい）
リオチロニンナトリウム（T_3） 乾燥甲状腺 チアマゾール プロピルチオウラシル	気がついたときに1回分を服用

Part Ⅲ　疾患別服薬指導

Point 3　患者さんに必要な情報を正しく伝えよう

A. 注射忘れ・飲み忘れへの対処

一般的な飲み忘れ対処法を**表 4.15** に記載します。2回分を同時に服用しないこと、また、次の服用時間が近い場合は服用せず、次に飲む時間から服用するのが原則です。

B. 無顆粒球症の初期症状

抗甲状腺薬服用中の患者さんでは、投与開始から2～3か月以内は、特に注意してください。無顆粒球症では、感染防御を担っている顆粒球が低下しているので、咽頭痛、悪寒、発熱などについて情報提供しておきます。

Point 4 患者さんに確認しよう

A. 脈拍数のモニタリング

甲状腺ホルモンまたは抗甲状腺薬を投与している場合、投与開始時は血液検査を実施し、必要な臨床検査（FT_3、FT_4、TSH など）が測定されており、これらの数値を１つの指標として治療します。しかしながら、維持期では頻繁な検査は実施されなくなります。この場合、脈拍数の変動は甲状腺機能を知る指標の１つとして活用できます。

Point 5 患者さんの質問に正しく答えよう

A. よくある患者さんからの質問

Q1『一生、飲み続ける必要がありますか』

答え：【甲状腺機能低下症の場合】多くは生涯にわたって甲状腺ホルモンを服用することになりますが、服用を中止できる患者さんもおられます。

【甲状腺機能亢進症の場合】投与開始してから３～６か月程度で FT_3 や FT_4 が正常化すると、今度は徐々に投与量を減らしていきます。投与中止までには数年間を要し、投与中止後に再発することもあります。減量や中止は医師の診断が不可欠であり、自己判断による服用中断は甲状腺クリーゼ*を起こすことがあり、危険なので避けるようにします。

重要用語の解説

【甲状腺クリーゼ】 クリーゼはドイツ語で（危機）を意味します。英語ではクライシスです。甲状腺機能亢進状態にある患者さんに強いストレスが加わると、甲状腺ホルモンが過剰に働きますが、通常は代償機構により対応します。この代償機構が破綻し、生命の危機に直面した状態が甲状腺クリーゼです。38℃以上の発熱、発汗、心悸亢進、呼吸困難、不穏状態などを認めます。抗甲状腺薬の服薬中止が誘引となることもあります。

Q2『（レボチロキシン服用中の患者さんのご家族から）何日か飲み忘れているようですが、症状は悪化しないのですか』

答え：レボチロキシンの半減期は、6～7日間と長いのが特徴です。数日間服用を忘れても自覚症状が大きく変化しないことがあります。自覚症状が悪化しないため、服薬中断につながることもあります。

Q3『（バセドウ病の患者さんから）少しならタバコを吸ってもいいですか』
答え：喫煙はバセドウ病の眼症を悪化させます。また、抗甲状腺薬の治療効果を弱め、休薬後の再発率が高くなるとされています。

B. 患者さんに言ってはいけない言葉

『（β遮断薬が処方されている甲状腺機能亢進症の患者さんに）血圧の薬が出ています』

甲状腺機能亢進症で認められる頻脈や手指のふるえに対して、β遮断薬が処方されていることがあります。

［鈴鹿医療科学大学　薬学部　教授　八重徹司］

第5章 免疫・骨・関節

概論

関節リウマチ（RA）は、滑膜炎を主病変とする全身性自己免疫疾患であり、男女比は約1：3と女性に多く、30～50歳代に好発します。病態は滑膜炎を主病変とする全身性自己免疫疾患です。その病因として遺伝的要因（HLAおよび非MHC遺伝子）と、環境要因（ウイルス感染等）が想定されています。

変形性関節症（OA）は、肥満が悪化の要因とされており、高齢化社会において増加しています。なかでも、変形性膝関節症は最も多い疾患です。病態は、関節軟骨の変性による軟骨の磨耗、それに対する反応性の骨増殖をきたす退行性関節疾患です。

5.1 関節リウマチ（RA）

Point 1　疾患・治療の特徴を理解しよう

A. 関節リウマチとは

関節リウマチ（rheumatoid arthritis；RA）とは、関節滑膜の増殖による慢性・持続性・骨破壊性の多発関節炎を特徴とする全身炎症性疾患です。またRAは、関節のみの症状にとどまらず、さまざまな臓器病変（関節外症状）の合併を認める全身性自己免疫疾患です。

（1）疫学

我が国の患者数は、60万～70万人（有病率0.6%）と推定されています。RAの有病率は人種を問わず、いずれの国においても0.5～2%程度と報告されています。男女比は約1：3と女性に多く、30～50歳代に好発しています。

（2）成因

RAの病因として、遺伝的要因（HLAおよび非MHC遺伝子）と環境要因（ウイルス感染等）が想定されています。RAと相関するHLAクラスⅡ抗原は、共通のアミノ酸配列（DRβ鎖第3超可変領域の^{70}AKKQQ^{74}または^{70}AKRQQ^{74}）を持ち、“Shared epitope”と呼ばれています。この特定の

HLA 分子に結合し、T 細胞に提示される自己抗原（関節炎惹起抗原）が想定されていますが、今のところ不明です。

RA の病変は関節滑膜の炎症であり、滑膜炎と呼ばれます。いったん滑膜炎が発症すると、滑膜細胞は増殖し、パンヌスと呼ばれる肉芽組織を形成して、軟骨・骨・軟部組織を破壊しながら増殖していき、関節の変形をきたします。やがて関節腔を占めたパンヌスは、線維性組織および骨組織に置き替わって可動性が消失し、強直をきたします。軟骨・骨破壊には、パンヌスから分泌される中性プロテアーゼ、特にマトリックスメタロプロテアーゼ（MMP）と、破骨細胞が重要な役割を果たしています。

RA の滑膜細胞からは、プロスタグランジン等の炎症メディエーターとともに TNFα、IL-1、IL-6 等の炎症性サイトカインが分泌され、炎症の活性化、滑膜細胞の増殖、破骨細胞の分化活性化等、RA の病態形成に大きな役割を果たしています（**図 5.1**）。特に TNFα は、これらサイトカインネットワークの上流に位置し、自ら炎症を惹起するだけでなく、IL-1 や IL-6 産生を誘導します。近年開発されたモノクローナル抗 TNFα 抗体、可溶性 TNF 受容体、抗 IL-6 レセプター抗体が、RA の治療薬（生物学的製剤）として大きな効果をあげていることは、炎症性サイトカインが RA の病態形成に重要な役割を果たしていることの証明といってもよいでしょう。

図 5.1　関節リウマチにおける炎症性サイトカインの役割

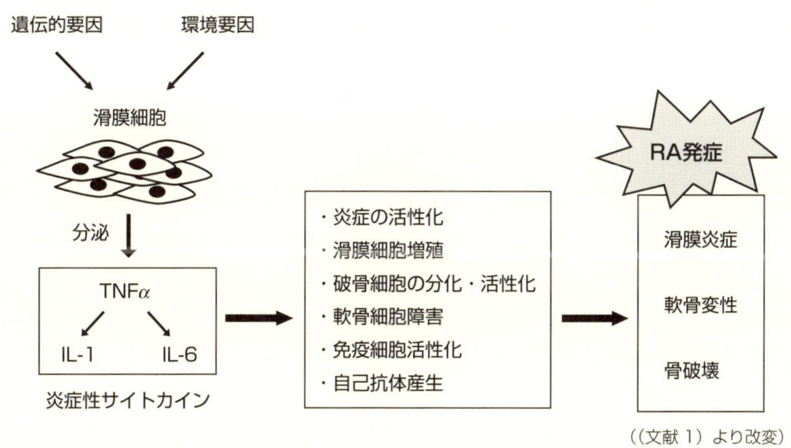

（（文献 1）より改変）

(3) 症状

【関節症状】RA では全身の大小の滑膜関節が障害され、左右対称性・多発性の関節炎を呈します。通常、発症は慢性・遷延性であり、持続性の頑固な関節炎が特徴です。軟骨・骨および周囲の組織を破壊しながら進行し、関節変形や強直をきたして機能障害を残します。手の関節炎は RA で最も高頻度で、障害の程度も大きくなります。発症の初期から、朝起床時に手のこわばりを訴えることが多いのですが、レイノー症状はほとんど起きません。

【関節外症状】全身症状（発熱、体重減少、全身倦怠感、易疲労感）や、皮下結節（リウマトイド結節）、血管炎（紫斑、皮膚潰瘍、壊疽、多発性単神経炎、下血等）、眼症状（強膜炎、虹彩毛様体炎、乾燥性角結膜炎、シェーグレン症候群）、肺病変（間質性肺炎、胸膜炎、肺内リウマトイド結節）、二次性アミロイドーシス（蛋白尿、ネフローゼ症候群、腎不全、消化管障害（下痢と便秘、下血等））等、全身のさまざまな関節外症状が認められます。これらの関節外症状は、生命予後に影響を及ぼす主たる要因となります。

(4) 合併症

関節リウマチは、関節症状に加えさまざまな関節外症状も生じます。これが関節リウマチでいう合併症です。そのなかで比較的頻度が多く重要な合併症として、間質性肺炎と血管炎があげられます。

B. 関節リウマチ治療の目標

RA 治療の目標は、疾病により生じる疼痛の軽減、身体機能を維持して非可逆的変化の出現を防止し、患者の身体的、精神的、社会的な生活の質（quality of life；QOL）の向上を図ることにあります。さらに、近年は強力な抗リウマチ薬の出現に伴い、「RA を寛解に導き、関節破壊の進行を阻止する」ことが、治療目標としてガイドライン上で明確に打ち出されました。

C. 治療薬

疾患修飾性抗リウマチ薬および生物学的製剤の分類、用法・用量、抗リウマチ作用の強弱などを、**表 5.1** に示します。

表 5.1　疾患修飾性抗リウマチ薬および生物学的製剤（（文献 2）より一部引用）

分類	作用	一般名（商品名）	用法・用量	抗リウマチ作用	推奨度
免疫調節薬	炎症自体を抑える作用はもたないが、RA の免疫異常を修飾することによって、RA の活動性をコントロールする薬剤である。正常の免疫能には影響せずに、異常な免疫機能を正常化する薬剤である。	サラゾスルファピリジン（アザルフィジン® EN）	1 回 500 mg、1 日 2 回　朝夕食後	中	A
		ブシラミン（リマチル®）	1 回 100 mg、1 日 3 回　食後	中	A
		金チオリンゴ酸ナトリウム（シオゾール®）	第 1 ～ 4 週　1 回 10 mg 第 5 ～ 8 週　1 回 25 mg 第 9 ～ 12 週　1 回 50 mg 第 13 週以後　1 回 50 mg 場合により 1 回 100 mg 筋注	中	B
		アクタリット（オークル®、モーバー®）	1 回 100 mg、1 日 3 回　食後	弱	B
免疫抑制薬	炎症自体を抑える作用はもたないが、RA の免疫異常を修飾することによって、RA の活動性をコントロールする薬剤である。すべての免疫機能を非特異的に抑制する薬剤とされる。	メトトレキサート（MTX）（リウマトレックス®）	1 週単位 6 mg。初日から 2 日にかけて、12 時間ごと 3 回投与、残り 5 日間は休薬。 これを 1 週間ごとに繰り返す。増量は 1 週単位 8 mg まで、12 時間ごと 3 回投与。	強	A
		レフルノミド（アラバ®）	初回：1 日 1 回 100 mg、3 日間。 維持量：1 日 1 回 20 mg	強	A
		タクロリムス水和物（プログラフ®）	1 日 1 回夕食後 3 mg、高齢者は 1 回夕食後 1.5 mg より開始し、1 回 3 mg まで	中	不明
		ミゾリビン（ブレディニン®）	1 回 50 mg、1 日 3 回　適宜増減	弱	B
生物学的製剤	難治性 RA に対する抗サイトカイン療法が可能となった。 関節・骨破壊進行を、ほぼ完全に阻止する。	インフリキシマブ（レミケード®）	体重 1 kg あたり 3 mg を 1 回の投与量とし、2 時間かけて点滴静注。初回投与後、2 週目および 6 週目に投与し、その後は 8 週間ごとに投与する。	最強	A
		エタネルセプト（エンブレル®）	注射用蒸留水 1 mL に溶解し、皮下注射、週 2 回（自己注射可能）	最強	不明
		アダリムマブ（ヒュミラ®）	2 週に 1 回 40 mg 皮下注射、効果不十分の場合は 80 mg まで増量	最強	不明
		トシリズマブ（アクテムラ®）	4 週間隔で、1 回 80 mg/kg 点滴静脈注射	最強	不明

Part Ⅲ　疾患別服薬指導

Point 2 お渡しする薬の特徴を知ろう～主作用と副作用

A. 薬物療法

①非ステロイド系消炎鎮痛薬（NSAIDs）：NSAIDsは、RAの診断確定までの期間、DMARDsの効果が現れるまでの期間、などに用いられています。近年は、胃腸障害の少ないシクロオキシゲナーゼ-2（cyclooxigenase；COX-2）選択的阻害薬も開発されています。NSAIDsには即効性があり、うまく用いれば患者のQOL改善が期待できます。

②ステロイド薬：NSAIDsおよびDMARDs（後述）でも関節の疼痛と炎症が軽減されない場合には、少量のステロイド（プレドニゾロン10 mg以下）の使用を考えます。ただし、重篤な関節外症状（血管炎、間質性肺炎急性増悪、胸膜炎等）を合併する場合にはこの限りではなく、中等量から大量ステロイド投与が行われます。特に厚生労働省基準では、悪性リウマチ患者に推奨されています。

③疾患修飾性抗リウマチ薬（disease modifying antirheumatic drugs；DMARDs）：DMARDsには関節破壊の進行を抑制する作用があり、特に骨びらんが出現する以前、またRA罹病期間が短いほどDMARDsの効果が高いことが示されているため、早期（RAの診断より3か月以内）からの導入が勧められています。現在では事実上、すべてのRA患者がDMARDs療法の適応とみなされ、RAの薬物療法における中心的役割を担っています（**表5.1**）。特にメトトレキサート（MTX）等、有効性の高いDMARDsの導入により、RA患者の多くがコントロール可能となりました。

④生物学的製剤：近年、難治性RAに対する抗サイトカイン療法として、生物学的製剤の使用が可能となりました（**表5.1**）。生物学的製剤は、いずれもDMARDs不応の難治性RAに対し、優れた臨床的効果を示すのみならず、従来のDMARDsでは成しえなかった関節・骨破壊進行を、ほぼ完全に阻止するという成績が示されています。しかし、重篤感染症併発や注射時の有害反応等、注意すべき面も多いようです。

DMARDsに関して選択順序に基準はありませんが、一般には副作用の強さなどを参考にして使用することをお勧めします。少量から開始し、可能な限り少量でコントロールすることが、副作用の面からみて効果的な使い方で

図 5.2　RA における治療薬の使い方

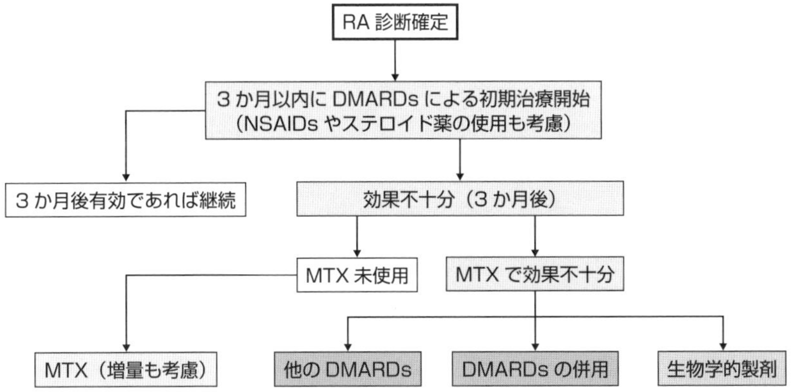

（（文献 3）より改変）

す。少量で効果のない場合は、ゆっくり増量していきます。**図 5.2** に、患者さんの病態の程度に対する、おおよその DMARDs の選択について示しました。

Point 3　患者さんに必要な情報を正しく伝えよう

A. 飲み忘れへの対処

① **NSAIDs**：NSAIDs は、気づいたときに飲み忘れた分をただちに服用するようにします。次の服用が近いときは 1 回とばして、次の指示された時間に 1 回分服用します。

②**ステロイド薬**：ステロイド薬も NSAIDs と同様です。ただし、ステロイド薬を長期服用していると副腎機能が低下している場合が多いので、飲み忘れた時間が長いと、症状悪化につながる恐れがあります。

③ **DMARDs**：DMARDs も NSAIDs やステロイド薬と同じです。ただし、週に 3 回しか服用しないメトトレキサートを飲み忘れたら、治療効果は低下するかもしれませんが、安全性の徹底の意味で、飲み忘れた分は服用しないよう指導しましょう。例えば、メトトレキサート（2 mg）/週 3 カプセルの処方で、月曜日の朝・晩と火曜日の朝に服用するはずが、月曜日の朝の分を

飲み忘れた場合の対応としては、月曜日の晩と火曜日の朝の分だけ予定通り服用し、飲み忘れた分は服用しないようにしましょう。

④生物学的製剤：生物学的製剤のエタネルセプトだけは、自己注射が可能なので、注射を打ち忘れる場合があります。この場合はメトトレキサート同様、注射し忘れたら、治療効果は低下するかもしれませんが、安全性徹底の意味で、忘れた分は注射しないよう指導しましょう。

B. 服薬指導のポイント

① NSAIDs：NSAIDs は、DMARDs の効果が現れるまでは毎日定期的に服用しますが、症状が治まったら自分で服用量・回数を調節（減量）してもかまいません。妊娠末期に、胎児動脈管の早期閉鎖を起こす場合があります。胃部や胸部の不快感、便の黒色化や血液付着、足のむくみ、ヒューヒュー音がする息苦しさ（喘息の徴候）が生じたら服薬を中止し、医師・薬剤師に速やかに相談するよう指導しましょう。

②ステロイド薬：ステロイド薬は、決められたとおりに服用し、決して自己判断で減量や中止をしないことが最も重要です。特に、ステロイド薬の長期服用により、副腎の機能が著しく低下している場合に服薬を中止すると、離脱症候群といわれる吐き気・嘔吐・食欲不振・全身倦怠感・発熱・筋肉痛・関節痛等を生じることがあります。プレドニゾロンは、胎盤の 11-β 脱水素酵素で不活化されるため、胎児への影響は低いようです。

③ DMARDs：DMARDs は RA 治療に最も重要な薬ですが、効果が現れるまでに１～３か月もかかり、その後も長期にわたり服用することになるので、副作用の早期発見が重要となります。DMARDs には、個々の薬剤に特有の副作用があるので、それぞれの薬剤について、特に気をつけるべき症状を以下に挙げておきます。

・**メトトレキサート**：空咳・労作時の息切れ・口内炎など
・**ブシラミン**：皮疹・脚のむくみなど
・**サラゾスルファピリジン**：皮疹など

副作用と思われる症状が出現したらただちに服用を中止し、速やかに主治医や薬剤師に相談するよう指導しましょう。

④生物学的製剤：生物学的製剤使用中の RA 患者が、微熱や軽い感冒様症状で外来を受診した場合には、肺炎や日和見感染症、結核の再燃等を常に念

頭におく必要があります。妊娠中の投与の安全性は確立しておらず、治療上の有益性が危険性を上まわると判断される場合のみ、投与が可能となります。

Point 4　患者さんに確認しよう

A. C 反応性蛋白（CRP）

RA は全身性炎症疾患であり、活動性に応じて、種々の炎症マーカーが高値を示します。しかし、RA に関するすべてのマーカーの値を患者さんに確認するのは難しいので、炎症のマーカーの 1 つである CRP だけは必ず確認しましょう。CRP が減少あるいは低値であれば、RA の疾患活動性は治まる方向、あるいは治まっていると判断できます。ただし、CRP は風邪などの感染症に関しても敏感なので、最近風邪をひいたか尋ね、RA の悪化と勘違いしないように注意することが重要です。

B. 生物学的製剤を使用する前に既往歴を確認

インフリキシマブ、エタネルセプト等の生物学的製剤は、投与開始前に結核症などの感染症の既往を十分確認し、ツベルクリン反応、胸部X線または胸部 CT を施行して、結核をはじめとする感染症の有無をチェックする必要があります。結核の再燃を生じる危険性が高いからです。

Point 5　患者さんの質問に正しく答えよう

A. よくある患者さんからの質問

Q1『ボルタレン® 坐薬の増量で、副作用が心配です』

答え：ボルタレン® 坐薬（ジクロフェナクナトリウム坐薬）は、鎮痛効果が強力で医師の認知度が高いため、繁用されています（坐薬は内服薬よりも効果が高い）。したがって、患者の痛みの増強につれ、ジクロフェナクナトリウム坐薬の増量が安易に行われているのが現状です。このような状況下、ジクロフェナクナトリウム坐薬の副作用を経験し不安になっている患者さんも少なくありません。これを解決するために、アルブミンの蛋白結合置換を利用した、ジクロフェナクナトリウム坐薬の新たな投与法の施行を試みたり（スキルアップメモ参照）、外用剤の塗り薬等を併用したりするとよい場合があります。

Q2『結核の既往歴があると、生物学的製剤の使用はあきらめたほうがよいのでしょうか』

答え：結核の既往がある場合には原則として禁忌ですが、有用性がリスクを上回ると判断される場合には、イソニアジド等の予防投与を行いながら投与する場合もあります。

Q3『風邪などで体調が悪いときは、薬を中断してもよいでしょうか』

答え：風邪などの感染症にかかってしまった場合、生物学的製剤（エタネルセプトだけは自己注射が可能）は中断すべきです。DMARDsについては、症状が軽い状態であれば、特に中断しなくても問題ありません。

スキルアップメモ　アルブミンの蛋白結合置換を利用した、ジクロフェナクナトリウム坐薬の新たな投与法[4)]

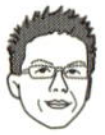

RA患者の疼痛緩和には、一般に非ステロイド系抗炎症薬（NSAIDs）の投与が連日行われ、生涯続きます。痛みの激しい患者さんには、内服薬および坐剤の、両方のNSAIDsが併用されています。特に、ジクロフェナクナトリウム坐薬は効き目も鋭いことから、痛みの増強に対し、増量して投与されるのが現状です。しかしながら、坐剤の高用量長期投与は、肝・腎障害等の副作用発現につながる可能性が高いため、安全かつ有効な投与法により、痛みと副作用を同時に解決せねばなりません。

通常、ジクロフェナクナトリウム坐薬は直腸より吸収され、直接血中へ入るため、短時間で最高血中濃度に到達しますが、アルブミンのサイトⅡに強く結合し、分布容積も小さいために、血管内に留まることとなり、薬効が抑えられる傾向にあります。しかしながら、そのサイトⅡの結合が服用中のNSAIDsにより、一時的にでも阻害されれば（ジクロフェナクナトリウム坐薬–ナブメトン（レリフェン®）錠療法）、炎症部位への組織移行性が増大し、薬効上昇の可能性は高くなります（蛋白結合置換術）。こうなると、ジクロフェナクナトリウム坐薬の減量投与や投与回数の低減も可能となってくる場合があります。特に痛みは、パルス的にでも完全に抑えることができれば、内服のNSAIDsのみでコントロールすることも可能です。このような内服のみの疼痛緩和ができれば、坐剤の投与を自らできない患者における心理的負担を回避でき、医療者や家族の負担も軽減できることになります。

ナブメトン（レリフェン®）錠の特徴は、持続性NSAIDsであり、服用すると活性代謝物である6–メトキシ–2–ナフチル酢酸（6MNA）に変換されます。この6MNAがHSAのサイトⅡに強く結合し、しかも持続的に高濃度を保つため、サイトⅡにおける特異的な結合阻害薬として使用できるのです。

Q4『抗リウマチ薬は、長く服用していると効き目が落ちたりしますか』

答え：抗リウマチ薬の当初の効果は、長期間継続して使用していると（服用開始後2年～5年程度）、減弱あるいは消失するエスケープ現象が生じることがあります。

Q5『貼り薬をはがすとき、とても痛いのですが』

答え：RA患者は長期間ステロイド薬を服用していることが多く、その結果として、皮膚が薄く弱くなることがあります。もちろん、免疫力も低下しています。ここで、皮膚がはがれたりすると、感染症の可能性も高くなります。粘着性の高い鎮痛目的の貼付薬は、薄く弱い皮膚に傷害を与える場合があるので、粘着性の低い貼付薬か、塗り薬を使用することを考えましょう。貼付薬やガーゼ等の固定には、医療用粘着テープ使用しますが、この粘着テープに関しても傷害を与える場合があるので、固定部位を十分に観察し、患者さん個々に、最良の粘着テープを見出してあげる必要があります。これは皮膚に関する薬学的観点からの、フィジカルアセスメントということになります。

B. 患者さんに言ってはいけない言葉

『(リハビリテーション直後の患者さんに）痛みの評価をしてもいいですか』

VAS（視覚的アナログスケール）やフェイススケールを用いて痛みの程度の評価を行うことがありますが、リハビリテーション直後は患者さんが痛がっているので（涙が出るくらい痛い場合もあります）、NSAIDsの効果を的確に評価できないため、痛みの評価を強引に行わないようにしましょう。

スキルアップメモ　フェイススケールを用いたコミュニケーションについて

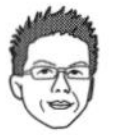

関節リウマチ治療の痛みを評価する場合の、フェイススケールを用いたコミュニケーションについて説明します。ここでは、全身の骨関節図の利用も推奨したいと思います。

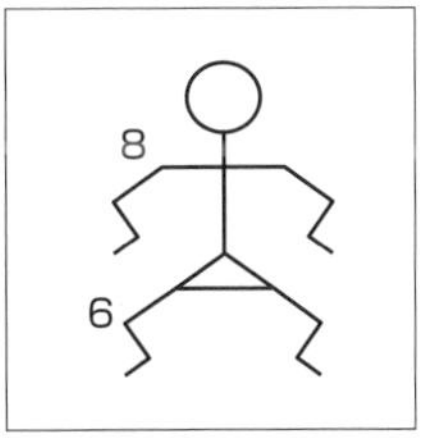

薬剤師：○○さん、今日はどのような具合ですか？
患　者：坐薬を入れても痛みが止まらないのよ。
薬剤師：そうですか……。どこが痛いですか？
患　者：最近ね、いくつか痛いところがあるのよ。
薬剤師：それでは、それぞれの部分の痛みを評価させてくださいね。
患　者：いいですよ。

薬剤師：一番痛いところはどこで、どのくらいですか？

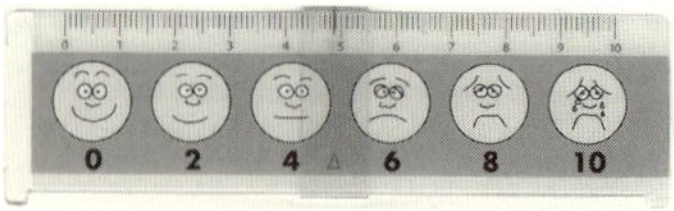

患　者：一番痛いところは右肩で、かなり痛いから８かな。

薬剤師：次に痛いところはどこで、どのくらいですか？

患　者：２番目に痛いところは右膝で、６かな。

薬剤師：次は？

患　者：次はね……。

フェイススケールの指標は、次の通りです。0：まったく痛みがない、2：ほとんど痛みがなく、かなり快適な状態、4：軽度の痛みがあり、少しつらい、6：中程度の痛みがありつらい、8：かなり痛みがあり、とてもつらい、10：耐えられないほど強い痛みがある。

このように、フェイススケールと全身関節図を用いて、痛みの場所と程度を調べます。このとき、痛みの増強および減弱する時間帯も聞き取ることが重要です（NSAIDs投与前後の痛みの評価等）。このフェイススケールは、眠気、吐き気、苦味および残尿感等の評価にも使用できる便利なものです。

引用・参考文献

1) 三森経世：関節リウマチ、病気と薬のパーフェクトBOOK、670-674、南山堂出版、2009
2) 厚生労働省研究班（越智隆弘班長）：診断のマニュアルとEBMに基づく治療ガイドライン、日本リウマチ財団、2004
3) American College of Rheumatology Subcommittee on Rheumatoid Arthritis Guideline : Guidelines for the management of rheumatoid arthritis : 2002 Update, Arthritis Rheum 46 : 328-346, 2002
4) 髙村徳人他：薬剤師に必要な蛋白結合置換術、薬学雑誌127 : 1805-1811、2007

5.2　変形性関節症（OA）

Point 1　疾患・治療の特徴を理解しよう

A. 変形性関節症とは

変形性関節症とは、関節軟骨の変性による軟骨の磨耗、それに対する反応性の骨増殖をきたす退行性関節疾患です。さまざまなサイトカイン・蛋白分解酵素の刺激により滑膜炎を合併し、それらによりさらなる軟骨変性や骨破壊を引き起こします。加齢変化を基盤とした変形性関節症は、高齢化社会において増加しており、なかでも変形性膝関節症はもっとも多い疾患です。

B. 変形性関節症治療の目標

患者の年齢や活動性などを考慮して、最良の治療法を選択し、患者の身体的、精神的、社会的な生活の質（quality of life；QOL）の向上を図ることです。そのために薬物療法、保存療法（①減量・生活指導・筋力強化、②装具による関節の補強・矯正）や手術療法（①関節鏡視下手術、②骨切り術、③人工関節置換術）を行います。ここでは薬物療法のみを説明します。

Point 2 お渡しする薬の特徴を知ろう～主作用と副作用

A. 薬物療法

変形性関節症の薬物療法の目的は鎮痛と炎症の鎮静化であり、内服・外用薬の使用やヒアルロン酸の関節内注射が行われます。

①**内服薬**：一般的に、非ステロイド性消炎鎮痛薬（NSAIDs）が内服薬として用いられています。しかし、上部消化管障害の副作用（胃・十二指腸潰瘍等）が懸念されるため、胃粘膜保護剤やプロトンポンプ阻害薬と併用する場合もあります。また、高齢者では腎障害をきたすことがあるため、注意が必要です。最近では副作用の少ないCOX-2選択的阻害薬も使用されています。内服薬で、ステロイド製剤を第一選択として用いることはありません。

②**注射薬**：内服薬では治まらない全身および局所の激しい痛みに対しては、即効性かつ効果的です。

③**外用薬**：NSAIDsを経皮的に吸収させるため、消化器症状を防ぐとともに、炎症局所に作用させる目的で使用されます。

④**関節内注射**：ステロイドは優れた消炎鎮痛効果をもつため、関節内注射として臨床で使用されていますが、感染や関節症の悪化（ステロイド関節症）をきたすことがあるため、その投与には慎重を要します。ヒアルロン酸は生体成分の１つであり、関節においては関節液の主成分をなし、関節軟骨の潤滑機能に関与しています。生体内のヒアルロン酸に近いヒアルロン酸製剤を関節内に注射する方法が一般的に用いられており、１～２週ごとに5回ほど使用します。関節の潤滑機能改善だけでなく、疼痛軽減や軟骨の変性抑制作用等もあるようです。

B. 薬物治療のポイント

①非ステロイド性抗炎症薬（NSAIDs）：変形性関節症においては、運動痛、圧痛等の鎮静化と、関節症に随伴する二次性滑膜炎と関節周囲の軟部組織の炎症抑制のために、NSAIDs が用いられています。NSAIDs は単なる消炎鎮痛作用のみならず、プロスタグランジンによる関節軟骨の変性の進展を抑制する効果があり、この点からも変形性関節症の治療薬として有用です。

②関節内注入療法：変形性関節症においては、関節内局所の潤滑、軟骨の変性防止、軟骨の修復、疼痛除去を目的として、ヒアルロン酸製剤関節内注入が行われています。ヒアルロン酸は関節液の構成成分であり、人工関節液様の作用に加えて、組織再生促進作用・拘縮防止作用等があります。

Point 3 患者さんに必要な情報を正しく伝えよう

A. 飲み忘れへの対処

(1) NSAIDs の内服は、気づいたときに飲み忘れた分をただちに服用するようにします。次の服用が近いときは 1 回とばして、次の指示された時間に 1 回分服用します。

(2) NSAIDs の外用は、気づいたときに忘れた分をただちに貼る、または塗ってください。NSAIDs の外用剤は、内服のように胃・腎・肝障害がほとんどないため、投与時間を気にする必要はありません。痛みが治まるなら、貼る・塗る量が多少増えてもかまいません。

B. 飲み忘れないようにするための対処

(1) 高齢者には、朝・昼・夕・寝る前というように、1 回に服用する薬を、まとめて 1 つの袋に入れて渡すと、服薬が正確で確実になります。また袋には、服用する予定の日付を入れておくと便利です。

(2) 服薬カレンダーをつけると、飲み忘れてもその日時と量がわかり、便利です。次回来局の際に、薬剤師に見せるように指導することが必要です。

Point 4　患者さんに確認しよう

A. 痛み止めとの併用薬について

内服NSAIDsは、ニューキノロン系抗菌薬との併用で痙攣が発現するので、注意が必要です。NSAIDsのプロスタグランジン合成阻害作用により、腎クリアランスが低下するため、重篤な副作用を有する腎排泄型の薬剤との併用には注意を要します。

B. 喘息や胃潰瘍の既往について

NSAIDsの服用は、アスピリン喘息や胃潰瘍の既往があると、呼吸困難や吐血・下血を引き起こし危険です。

［九州保健福祉大学　薬学部　教授　髙村徳人］

第6章 感染症

概論

近年、感染症の進化はめざましく、病原体である新たな細菌やウイルスが次々と発見され、留まるところを知らない現状と言えます。抗菌薬開発が進展したことで、感染症治療は変化しましたが、これからの薬剤師は薬の知識だけでなく、薬剤の治療管理の観点からチーム医療への積極的な参画が求められています。

本章ではよく遭遇する、風邪症候群、インフルエンザ、肺炎に焦点を当てて、その病態と汎用薬を理解するとともに、正しい服薬管理の指導のみでなく、副作用管理や服用期間についても注意を払います。不適切な抗菌薬使用は、耐性菌の増加を助長し、感染症患者の予後を悪化させることがあります。正しい診断に基づく抗菌薬使用が大前提ですが、常に検体検査や画像検査ができる環境にないことも事実です。感染を制御することは、患者のさらなる病態の悪化を防ぎ、院内感染も防ぐことになるため、常に医師と薬剤師は、患者への服薬指導とともに抗菌薬の適正使用を実践していかなければなりません。

6.1 風邪症候群

Point 1 疾患・治療の特徴を理解しよう

A. 風邪症候群とは

風邪症候群は高頻度に出現する呼吸器感染症であり、上気道（鼻腔、咽頭、喉頭）粘膜の急性カタル性炎症*の総称です。つまり、鼻症状が主体の普通感冒（common cold）から、全身症状が強く重篤化するインフルエンザまで含まれます。通常は80～90％がウイルス感染によるもので、自宅療養で1週間以内に自然治癒します。

風邪症候群は、臨床症状や病変部位から以下の6つに分類されます（**表6.1**）。季節により、原因となるウイルスが異なりますが、春と秋に多いのがライノウイルスで、冬に多いのがコロナウイルス、RSウイルス、インフルエンザウイルスです。診断はウイルス分離、核酸検出、あるいは血清抗体価検出ですが、一般臨床ではあまり行いません。高齢者や基礎疾患を有する例では、細菌感染の頻度が増加し、マイコプラズマ、肺炎クラミジア等が原因となります。

表 6.1　風邪症候群の分類

臨床病型	主な原因ウイルス	症状・所見
普通感冒	成人：ライノウイルス、コロナウイルス 小児：RS ウイルス	鼻汁、鼻閉、くしゃみ
インフルエンザ	インフルエンザウイルス	発熱、頭痛、筋肉痛、全身倦怠感
咽頭炎症候群	アデノウイルス、パラインフルエンザウイルス	咽頭痛、発熱
咽頭結膜熱	アデノウイルス	発熱、咽頭痛、結膜炎
ヘルパンギーナ	コクサッキーウイルス A 群･B 群、エコーウイルス	咽頭痛、咽頭粘膜の小水疱・潰瘍
クループ	パラインフルエンザウイルス、RS ウイルス、アデノウイルス	吸気性喘鳴、犬吠様咳嗽、嗄声

重要用語の解説

【カタル性炎症】粘膜組織の破壊を伴わず、多量の滲出液の流出が見られる炎症。
【RS（Respiratory Syncytical）ウイルス】RNA ウイルスであり、小児が感染すると急性気管支炎を引き起こし、呼吸困難をきたす場合がある。

Point 2　お渡しする薬の特徴を知ろう～主作用と副作用

風邪症候群の治療は、安静、保温、水分・栄養補給を基本として、全身状態の改善を目的として、必要に応じて対症療法を行います。風邪症候群で認められる症状は、ウイルス感染に対する生体防御反応である場合もあるため、自然治癒を妨げることのない薬剤選択が重要となります。

A. 対症療法

①発熱・疼痛

●ピラゾロン（ピリン系）：スルピリン水和物

＜主作用＞脳の体温中枢に働いて、皮膚血管を広げ、体外に熱を発散させ熱を下げます。

●アニリン（非ピリン系）：アセトアミノフェン

＜主作用＞脳の体温中枢に働いて、皮膚血管を広げ、体外に熱を発散させ熱を下げたり、弱い痛み（頭痛、腰痛、歯痛など）をやわらげる働きがあります。

●**総合感冒薬**：PL配合顆粒、幼児用PL顆粒

＜主作用＞脳の体温中枢に働いて、皮膚血管を広げ、体外に熱を発散させ熱を下げたり、同時にアレルギー症状を引き起こすヒスタミン等の働きを抑えることで、鼻水・鼻閉、のどの痛みなどを改善します。

＜副作用＞胃腸障害（食欲不振、胃部不快感、胃痛、下痢）、アレルギー症状。

②鼻汁・鼻閉・くしゃみ

●**抗ヒスタミン薬**：シプロヘプタジン塩酸塩水和物、ケトチフェンフマル酸塩、フェキソフェナジン塩酸塩、エピナスチン塩酸塩、エバスチン、セチリジン塩酸塩、ベポタスチンベシル酸塩、オロパタジン塩酸塩、ロラタジン

＜主作用＞アレルギー反応を起こすヒスタミンが、ヒスタミン受容体に結合するのを抑制して、鼻水、くしゃみをやわらげる働きがあります。

＜副作用＞眠気、全身倦怠感、めまい、口喝、排尿困難。

●**α受容体刺激剤**：オキシメタゾリン塩酸塩、トラマゾリン塩酸塩、ナファゾリン硝酸塩

＜主作用＞α受容体刺激により末梢血管収縮作用を示し、鼻粘膜下の血管を収縮させることにより鼻粘膜の充血、うっ血を抑えて、鼻汁・鼻閉症状を緩和します。

③咳嗽（がいそう）・喀痰（かくたん）

喀痰を伴う湿性咳嗽は、生体の防御反応であるため、原則、鎮咳剤は使用しませんが、体力消耗を伴う咳嗽には短期間使用します。

●**鎮咳剤**

- **中枢性麻薬性**：コデインリン酸塩水和物
- **中枢性非麻薬性**：デキストロメトルファン臭化水素酸塩水和物、ジメモルファンリン酸塩、チペピジンヒベンズ酸塩、桜皮（オウヒ）エキス
- **配合剤**：フスコデ®、濃厚ブロチン® コデイン

＜主作用＞脳内の咳中枢に作用して、鎮咳作用を示します。

＜副作用＞消化器症状（悪心、嘔吐、食欲不振、口喝、便秘）、精神症状（眠気、頭痛、めまい）。

④咽頭発赤・腫脹・咽頭痛

●**含嗽（がんそう）剤**：ポビドンヨード、アズレンスルホン酸ナトリウム、配合剤

＜主作用＞口内や咽頭に存在するウイルスを殺し、感染を防ぐうがい薬です（ポビドンヨード）。喉の粘膜の炎症を抑え、傷の治癒を促進します（アズレンスルホン酸ナトリウム、配合剤）。

＜副作用＞口や喉の中がヒリヒリする、口腔内が荒れる。

トローチ剤：テトラサイクリン塩酸塩、デカリニウム塩化物、臭化ドミフェン

＜主作用＞口内や咽頭に存在する細菌を殺し、感染を抑えます。

＜副作用＞発疹、口の中にぶつぶつができる。

B. 抗菌薬治療

風邪症候群は自然治癒するものがほとんどで、ウイルス感染が主体であるため、原則的に抗菌薬の使用は不要です。しかし、細菌感染の合併が疑われる場合には、抗菌薬（β-ラクタム系薬、マクロライド系薬等）を使用します。

Point 3 患者さんに必要な情報を正しく伝えよう

A. 飲み忘れへの対処

一般的な飲み忘れ対処法は、2回分を同時に服用しないこと、また、次の服用時間が近い場合は服用せず、次に飲む時間から服用するのが原則です。

B. 各薬剤の管理上の注意事項

各薬剤の管理上の注意事項を**表6.2**に示します。

Point 4 患者さんに確認しよう

A. 常備薬、喫煙、飲酒、アレルギーに関する情報収集

日常生活における常備薬の服用状況、喫煙、飲酒、薬剤アレルギー歴やアスピリン喘息の既往を聴取し、安全な投薬を確保することは、とても重要です。

表 6.2　各薬剤の管理上の注意事項

製剤	管理上の注意事項
解熱鎮痛剤	原則、同一薬剤の長期投与は避ける（他の疾患鑑別が必要なため）。 アスピリン喘息やピリン過敏症（スルピリン）への投与は避ける。 アルコール摂取、車の運転、危険を伴う機械操作を避ける。 緑内障、前立腺肥大症への投与は禁忌（PL 配合顆粒）。
抗ヒスタミン剤	アルコール摂取、車の運転、危険を伴う機械操作を避ける。 緑内障、前立腺肥大症への投与は禁忌（PL 配合顆粒）。
鎮咳剤	アルコール摂取、車の運転、機械操作を避ける。 喫煙者への投与は効果減弱。 パーキンソン病患者への投与は避ける（デキストロメトルファン臭化水素酸塩水和物）。 カテコールアミン服用患者への投与は避ける（フスコデ®）。 尿が赤くなる（チペピジンヒベンズ酸塩）。

Point 5　患者さんの質問に正しく答えよう

A. よくある患者さんからの質問

Q1『発熱のときに、鎮痛薬は飲んだらいけないと聞いたことがあるのですが』

答え：風邪症候群による発熱で病院受診すると、解熱・鎮痛剤を含めた総合感冒薬がよく処方されます。しかし、インフルエンザウイルスが原因の感冒症状の場合、使用してはいけない解熱・鎮痛剤があります。その理由は、サリチル酸系解熱・鎮痛剤をインフルエンザ患者に使用すると、インフルエンザ脳症を起こす危険性が増すからです。このような場合の解熱薬には、アセトアミノフェンを使用します。

B. 患者さんに言ってはいけない言葉

『(患者さんの病態や治療薬を確認せずに) 風邪ですから、すぐに治りますよ』

ほとんどの風邪症候群は、長くても約 1 週間で治癒しますが、細菌感染症を合併していたり、基礎疾患の増悪を伴っている場合は、治癒までに時間を要し、ときには入院となる場合もあります。

引用・参考文献
1）青島正大監修、森尾友宏ら編：かぜ症候群、病気がみえる vol.6　免疫・膠原病・感染症、メディックメディア、2009
2）高橋瑞穂著、吉尾　隆ら編：上気道炎（かぜ症候群）、薬物治療学、南山堂、2011

6.2 インフルエンザ

Point 1 疾患・治療の特徴を理解しよう

A. インフルエンザとは

インフルエンザウイルスの上気道からの感染によって発症する感染症で、風邪症候群の中でも最も重症な病型です。急激に発症し、強い全身症状に続いて上気道炎症症状が見られるのが特徴であり、本邦では毎年冬から春先にかけて流行します。高齢者や乳児では重篤化しやすく、死亡例もあります。健康成人の場合は、通常、約1週間で自然治癒する、流行性感冒とも呼ばれています。

B. インフルエンザウイルスについて

①分類

インフルエンザウイルスは、オルトミクソウイルス科に属する1本鎖RNAウイルスで、ウイルス粒子内の核蛋白複合体の違いから、A型、B型、C型に分類されます。

A型、B型の表面には、生体内での感染・増殖に必要な構造である赤血球凝集素（HA：ウイルスがヒト細胞に吸着・侵入するために必要）と、ノイラミニダーゼ（NA：増殖したウイルスが細胞外に遊離するために必要）の2種類の糖蛋白（スパイク）があります。一方、生体内では感染防御のため、HAとNAに対する中和抗体が作られます。

A型ではさらに、HAに16種（HA1～16）、NAに9種（NA1～9）が存在し、その組み合わせ（亜型：144種）により感染性が変化します。A型は豚、鳥、ヒト以外の動物にも感染しますが、B型とC型はヒトにしか感染しません。C型は、A型、B型と構造・性状は異なりますが、発症しても軽症で、ほとんど流行しません。

②感染経路

インフルエンザの感染の多くは、飛沫感染（感染者の咳やくしゃみによって飛散するウイルスを含んだ気道分泌物を、非感染者が吸い込むことで成立する感染）です。その他の感染経路として、接触感染（飛沫に汚染されたヒトやモノに触れることで、ウイルスが付着した手を介して起こる感染）や、空気感染（飛沫から水分が除かれた、飛沫核を非感染者が吸入することで成立する感染）があります。

Point 2　お渡しする薬の特徴を知ろう～主作用と副作用

インフルエンザ治療薬には、予防薬と抗インフルエンザ薬があります。

A. 予防薬

ワクチン療法が予防の基本ですが、流行期の人混みの回避、マスク着用、手洗いやうがいの施行が重要です。

①インフルエンザワクチン

インフルエンザワクチンは、A型とB型のウイルス表面赤血球凝集素（HA）を回収し主成分とした、不活化HAワクチンです。毎年、対応する株を選択して新たに製造しており、ワクチンの効果発現期間は接種後、約2週間～6か月程度であるため、毎年接種が必要となります（成人は単回投与、13歳未満は2回接種が推奨される）。インフルエンザワクチンを、特に必要とするハイリスク群を**表6.3**に示します。

B. 抗インフルエンザウイルス薬

抗インフルエンザウイルス薬を、**表6.4**に示します。

表6.3　インフルエンザワクチンが特に必要なハイリスク群

・65歳以上の者 ・養護老人ホームおよび長期療養施設の入所で、慢性疾患を有する者 ・肺および心血管系に慢性疾患を有する成人や小児 ・糖尿病、腎疾患、免疫不全を有する者 ・インフルエンザ流行期に妊娠中期～後期にかかる予定の妊婦

表 6.4　抗インフルエンザウイルス薬

一般名	ペラミビル水和物	ザナミビル水和物	オセルタミビルリン酸塩	ラニナミビルオクタン酸エステル水和物	アマンタジン塩酸塩
効能・効果	A 型・B 型インフルエンザ感染症の治療および予防				A 型インフルエンザ感染症
治療の対象	成人・小児 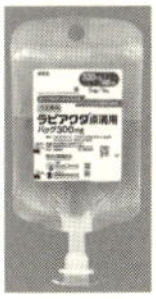	成人・小児（5 歳以上） 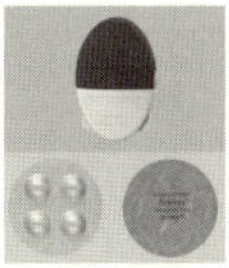	**カプセル**：成人および体重 37.5 kg 以上の小児 **ドライシロップ**：成人および 1 歳以上の幼小児	成人・小児 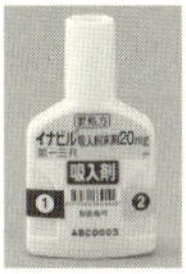	成人 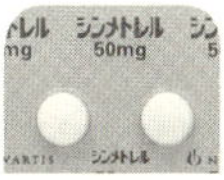
用法・（予防投与）用量	成人：通常、ペラミビル水和物として 300 mg を 15 分以上かけて単回点滴**静注**する。 小児：通常、ペラミビル水和物として 1 日 1 回 10 mg/kg を 15 分以上かけて単回点滴**静注**する。重症の場合、倍量、連日反復投与できる。	ザナミビル水和物として 1 回 10 mg を 1 日 2 回 5 日間**吸入**（通常量の半量）	オセルタミビルリン酸塩として 1 回 75 mg（幼児用ドライシロップは 1 回 2 mg/kg）を 1 日 2 回、5 日間**経口投与**（通常量の半量） 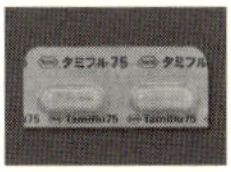	成人：ラニナミビルオクタン酸エステル水和物として 40 mg を単回**吸入投与**。 小児：10 歳未満の場合、20 mg を単回**吸入投与**する。 10 歳以上の場合、40 mg を単回**吸入投与**する。	アマンタジン塩酸塩として 1 日 100 mg を 1 日 1 ～ 2 回に分割**経口投与**（通常量と同じ）
注意事項	発症後 2 日以内に投与開始。 腎機能低下例には減量基準あり。	発症後 2 日以内に投与開始。 10 歳以上の未成年には原則投与不可。	発症後 2 日以内に投与開始。 腎機能低下例には減量基準あり。 10 歳以上の未成年には原則投与不可。	発症後 2 日以内に投与開始。 10 歳以上の未成年には原則投与不可。	B 型インフルエンザには無効。 腎機能低下例には慎重投与。 耐性ウイルスに注意。
主作用	ノイラミニダーゼを選択的に阻害して、新しく形成されたウイルスの感染細胞からの遊離を阻害することで、ウイルス増殖を抑制する。				ウイルスの脱殻に関する M_2 蛋白阻害作用
副作用	白血球減少、肝機能障害	胃腸障害、嗅覚障害	胃腸障害、頭痛	胃腸障害	幻覚、せん妄、けいれん

Point 3 患者さんに必要な情報を正しく伝えよう

A. 吸入忘れ・飲み忘れへの対処

一般的な吸入忘れ・飲み忘れ対処法は、2回分を同時に吸入・服用しないこと、また、次の吸入時間・服用時間が近い場合は吸入・服用せず、次に吸入・飲む時間から吸入・服用するのが原則です。

B. 各薬剤の管理上の注意事項

各薬剤の管理上の注意事項を、**表 6.5** に示します。

Point 4 患者さんに確認しよう

A. 消化器症状に関する情報収集

オセルタミビルリン酸塩は、消化管からの吸収が前提の薬であるため、嘔吐などがある場合は、薬物吸収量が低下します。このような場合は、吸入薬を選択したほうがよいと考えられます。また、特に吸入が難しい幼児では、注射薬の選択肢もあります。

表 6.5 各薬剤の管理上の注意事項

製剤	管理上の注意事項
抗インフエンザ薬	10歳以上の未成年者（オセルタミビルリン酸塩）、小児・未成年者（ザナミビル水和物、ラニナミビルオクタン酸エステル水和物）では、服用（使用）後、異常行動の発現に注意する目的から、少なくとも2日間は患者が1人にならにように配慮する。
ザナミビル水和物	専用吸入器（ディスクヘラー）を使用し、座って吸入する。 ブリスターは吸入直前に開封する。
ラニナミビルオクタン酸エステル水和物	口腔内吸入のみに使用する。 吸入直前に開封する。
アマンタジン塩酸塩	車の運転、機械操作を控える。 就眠前3時間以内の服用を避ける（不眠回避）。 妊婦・授乳婦は投与禁忌。

Point 5　患者さんの質問に正しく答えよう

A. よくある患者さんからの質問

Q1『熱が下がったので、オセルタミビルリン酸塩を飲むのをやめて、出勤してもよいですか』

答え：オセルタミビルリン酸塩服用24時間後には、全身症状が改善してくることが多いですが、5日間の服用でインフエンザウイルス感染症の症状改善が認められている薬であることより、自己判断による服薬中断のないように指導する必要性があります。また、解熱後2日間は出勤しないことが推奨されています。

B. 患者さんに言ってはいけない言葉

『(患者さんの病態や治療薬を確認せずに) **しっかりと食べて、睡眠をとってくださいね**』

インフエンザに罹患すると、一般的に高熱、頭痛、全身倦怠感、筋肉痛、関節痛の全身症状が現れ、咳、鼻汁、咽頭痛等の上気道症状が随伴します。場合により、食欲不振、悪心・嘔吐、下痢等を生じることもあります。したがって、消化器症状がある場合は、無理に食事摂取すると、さらに症状悪化を招くおそれがあります。

参考文献

1) 青木　眞編：呼吸器感染症、レジデントのための感染症診療マニュアル、医学書院、2008
2) 青島正大監修、森尾友宏ら編：インフルエンザ、病気がみえる vol.6　免疫・膠原病・感染症、メディックメディア、2009
3) 高橋瑞穂著、吉尾　隆ら編：インフルエンザ（流行性感冒）、薬物治療学、南山堂、2011

6.3 肺炎

Point 1 疾患・治療の特徴を理解しよう

A. 肺炎とは

肺炎とは、何らかの病原微生物が肺に侵入して、肺実質が急性の炎症をきたした場合です。急性炎症をきたした証拠として、多くは発熱、咳、痰、呼吸困難、胸痛等の症状を呈し、末梢血白血球増加、CRP 陽性、赤沈亢進等の検査所見を呈し、炎症の場が肺にある証拠として、胸部 X 線写真上、異常陰影を呈します。

B. 肺炎の診断と重症度分類

肺炎の診断では、症状（咳、喀痰、発熱、胸痛等）、身体所見（聴診：水泡音）、画像所見（胸部レントゲン画像上の新しい浸潤影）、検査所見（CRP 上昇、白血球数増加）等を参考に行われます。

市中肺炎（普段の生活で発生した肺炎：community-acquired pneumoniae）の重症度分類では、年齢（Age）、脱水（Dehydration）、血液ガス SpO_2（Respiratory failure）、意識レベル（Orientation disturbance）、血圧（shock blood Pressure）の ADROP と呼ばれる項目で、0 項目（軽症）：外来治療、1 ～ 2 項目（中等症）：入院を検討、3 項目（重症）：原則入院、4 ～ 5 項目（超重症）：入院が判断されます。

院内肺炎（入院後 48 時間以降に発生した肺炎：hospital-acquired pneumoniae）の重症度分類では、**I**（Immunodeficiency）：悪性腫瘍または免疫不全、R（Respiration）：SpO_2＞90％を維持するための FiO_2＞35％を要する、**O**（Orientation）：意識レベルの低下、**A**（Age）：男性 70 歳以上、女性 75 歳以上、**D**（Dehydration）：乏尿または脱水と呼ばれる予後規定因子（**IROAD**）と肺炎重症度因子によって規定され、適切な抗菌薬が選択、投与されます（**図 6.1**）。

C. 肺炎の起因菌の同定

肺炎治療では、有効な抗菌化学療法を実施するために、起因菌の同定がと

図 6.1　院内肺炎ガイドラインにおける重症度分類と抗菌薬選択

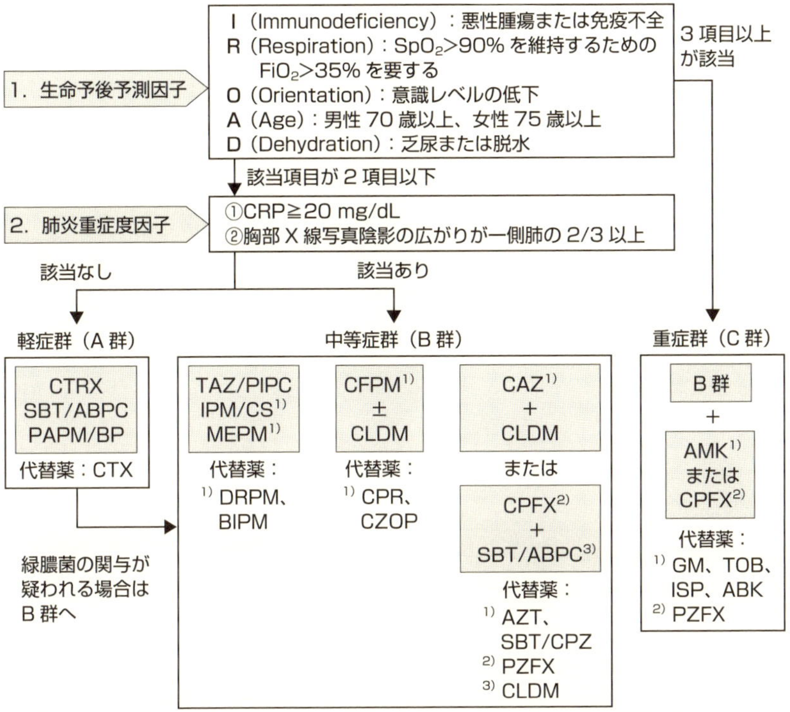

CTRX：セフトリアキソン、SBT/ABPC：スルバクタム/アンピシリン、PAPM/BP：パニペネム/ベタミプロン、TAZ/PIPC：タゾバクタム/ピペラシリン、IPM/CS：イミペネム/シラスタチン、MEPM：メロペネム、DRPM：ドリペネム、BIPM：ビアペネム、CFPM：セフェピム、CLDM：クリンダマイシン、CAZ：セフタジジム、CPFX：シプロフロキサシン、AZT：アズトレオナム、SBT/CPZ：スルバクタム/セフォペラゾン、PZFX：パズフロキサシン、AMK：アミカシン、GM：ゲンタマイシン、TOB：トブラマイシン、ISP：イセパマイシン、ABK：アルベカシン

ても重要です。肺炎の場合は、通常、喀痰検査を行うのですが、起因菌を同定するのに数日を要し、起因が不明な場合も少なくありません。

成人市中肺炎の起因菌は、肺炎球菌、インフルエンザ菌、マイコプラズマ、クラミジア、モラクセラ・カタラーリス、ウイルス等が多いと報告されています。したがって、**表 6.6** に分類される細菌性肺炎と非定型肺炎の鑑別診断が可能になる前に、経験的治療（エンピリック治療）にて、抗菌薬を開始することが多くなります（**表 6.7**）。

表 6.6　細菌性肺炎と非定型肺炎の特徴

種類	細菌性肺炎	非定型肺炎
定義	細菌感染による肺の化膿性炎症で肺胞性肺炎を起こす	細菌以外の微生物によって起こる肺炎
症状	咳、膿性痰、悪寒、発熱	激しく頑固な乾性咳、軽度発熱
検査	白血球数（好中球数）増加	白血球数（好中球数）軽度増加、肝機能異常
起因菌	グラム陽性球菌 好気性 黄色ブドウ球菌（*Staphylococcs aureus*） A 群連鎖球菌（*Streptococcus pyogenes*） B 群連鎖球菌（*Streptococcus agalactiae*） 肺炎球菌（Streptococcus pneumoniae） 嫌気性 ペプトストレプトコッカス（*Peptostreptococcus*） グラム陰性桿菌 好気性 インフルエンザ菌（*Haemophilus influenzae*） クレブシエラ（*Klebsiella pneumoniae*） 緑膿菌（*Psudomonas aeruginosa*） 大腸菌（*Escherichica coli*） 嫌気性 フゾバクテリウム（*Fusobacterium*） ポルフィロモナス（*Porphyromonas*） プレボテラ（*Prevotella*） バクテロイデス（*Bacteroides*） グラム陰性球菌 モラクセラ・カタラーリス（*Moraxella catarrhalis*）	マイコプラズマ（*Mycoplasma*） クラミジア（*Chlamydia*） レジオネラ（*Legionella*） リケッチア（*Rickettsia*） 注意：レジオネラはグラム陰性桿菌であるが、臨症上は非定型に分類される （非定型肺炎の鑑別項目） ① 60 歳以上 ②基礎疾患がないか軽微 ③頑固な咳 ④胸部聴診上所見が乏しい ⑤喀痰からの菌発育なし ⑥末梢血白血球数＞10000/mL 6 項目のうち 4 項目以上は非定型肺炎、3 項目以下は細菌性肺炎の可能性が高い

D. 肺炎の治療目標

表 6.8 に、肺炎の治療目標を示します。

表 6.7　成人市中肺炎のエンピリック治療例

細菌性肺炎の疑い	非定型肺炎の疑い
＜外来＞ 1. **基礎疾患、危険因子がない場合**：βラクタマーゼ阻害薬配合ペニシリン系薬（ペニシリン高用量） 2. **65 歳以上あるいは軽度の基礎疾患がある場合**：βラクタマーゼ阻害薬配合ペニシリン±マクロライド系またはテトラサイクリン系経口薬 3. **慢性の呼吸器疾患、最近抗菌薬を使用した、ペニシリンアレルギーのある場合**：レスピラトリーキノロン*経口薬 4. **外来で注射を使用する場合**：セフトリアキソンナトリウム水和物（CTRX）	＜外来＞ 1. **基礎疾患がない、あるいはあっても軽い、または若年成人**：マクロライド系、テトラサイクリン系経口薬 2. **65 歳以上あるいは慢性の心・肺疾患がある場合**：1 またはレスピラトリーキノロン*経口薬、ケトライド
＜入院＞ 1. **基礎疾患がない、あるいは若年成人**：βラクタマーゼ阻害薬配合ペニシリン注射薬、PIPC（高用量） 2. **65 歳以上あるいは軽症基礎疾患**：1 に加えセフェム系注射薬 3. **慢性の呼吸器疾患がある場合**：1、2 に加えカルバペネム系薬、ニューキノロン系注射薬	＜入院＞ テトラサイクリン系、マクロライド系、またはニューキノロン系注射薬

*レスピラトリーキノロンとは、ニューキノロン（NQ）系抗菌薬のなかで、呼吸器感染症の主要起因菌に対し、優れた抗菌活性を有し、肺組織への移行性が高い NQ 薬のことを意味します。

ミニメモ　NHCAP とは？

医療・介護関連肺炎（Nursing and Healthcare associated pneumonia；NHCAP）のガイドラインが、日本呼吸器学会より 2011 年に公開されました。

NHCAP の定義：下記のいずれかに当てはまる肺炎を NHCAP とする。

（1）長期療養型病床群もしくは介護施設に入所している
（2）90 日以内に病院を退院した
（3）介護を必要とする高齢者・身障者
（4）通院にて継続的に血管内治療（透析、抗菌薬、化学療法、免疫抑制薬等による治療）を受けている

したがって、NHCAP の多くは誤嚥性肺炎と考えられ、肺炎では市中肺炎（CAP）、院内肺炎（HAP）とともに覚えておく必要性があります。

表 6.8　肺炎の治療目標

治療効果の判定時期と主な判定事項	抗菌薬投与終了時期の目安
・**3 日後（重症例は 2 日）の判定**： 初期抗菌薬の有効性の評価 ・**7 日以内の判定**： 有効性の評価や終了時期の決定 ・**14 日以内の判定**： 終了時期や薬剤変更の決定	1. 解熱（目安：37℃以下） 2. 白血球増加の改善（目安：正常化） 3. CRP の改善（目安：最高値の 30%以下への低下） 4. 胸部 X 線陰影の明らかな改善 ・**感染防御機能が正常と考えられる場合**（明らかな基礎疾患がない場合）➡上記効果判定基準 4 項目中 3 項目以上を満たした場合 ・**感染防御機能が侵されていると思われる場合**（基礎疾患がある場合）➡上記判定基準 4 項目中 3 項目以上を満たした 4 日後

Point 2　お渡しする薬の特徴を知ろう～主作用と副作用

A. 細胞壁合成酵素阻害薬

①β-ラクタム系薬

経口：アンピシリン水和物（ABPC）、クラブラン酸カリウム/アモキシシリン水和物配合（CVA/AMPC）、セファクロル（CCL）、セフォチアム塩酸塩（CTM）、セフジトレンピボキシル（CDTR-PI）、セフカペンピボキシル塩酸塩水和物（CFPN-PI）、テビペネムピボキシル（TBPM-PI）　など

注射：スルバクタムナトリウム/アンピシリンナトリウム配合（SBT/ABPC）、タゾバクタムナトリウム/ピペラシリンナトリウム配合（TAZ/PIPC）、セファゾリンナトリウム（CEZ）、セフメタゾールナトリウム（CMZ）、セフトリアキソンナトリウム水和物（CTRX）、スルバクタムナトリウム/セフォペラゾンナトリウム配合（SBT/CPZ）、セフェピム塩酸塩水和物（CFPM）、メロペネム水和物（MEPM）、ドリペネム水和物（DRPM）　など

＜副作用＞アレルギー、消化器症状（下痢、悪心・嘔吐、胃部不快感）

②グリコペプチド系薬（注射用）

バンコマイシン塩酸塩（VCM）、テイコプラニン（TEIC）

＜副作用＞腎機能障害、第 8 脳神経（内耳神経）障害（めまい、耳鳴り、聴

力低下)、肝機能障害

B. 蛋白合成阻害薬

①アミノグリコシド系薬

経口：カナマイシン硫酸塩（KM）

注射：アミカシン硫酸塩（AMK)、ゲンタマイシン硫酸塩（GM)、ストレプトマイシン硫酸塩（SM)、アルベカシン硫酸塩（ABK)、トブラマイシン（TOB）など

<副作用>第8脳神経障害により、聴覚障害を起こします。腎皮質へ蓄積し、近位尿細管障害による腎毒性を示します。

②マクロライド系薬

経口：アジスロマイシン水和物（AZM)、エリスロマイシン（EM)、クラリスロマイシン（CAM）など

注射：AZM、EM

<副作用>胃腸障害、肝障害、偽細胞膜性大腸炎

③ケトライド系薬

経口：テリスロマイシン（TEL）

<副作用>胃腸障害、肝障害、意識消失、視調節障害、霧視

④テトラサイクリン系薬

経口：テトラサイクリン塩酸塩（TC)、ドキシサイクリン塩酸塩水和物（DOXY)、ミノサイクリン塩酸塩（MINO）

注射：MINO

<副作用>肝障害、光線過敏症

C. 核酸（DNA）合成阻害薬

ニューキノロン系薬

経口：ノルフロキサシン（NFLX)、シプロフロキサシン（CPFX)、トスフロキサシントシル酸塩水和物（TFLX)、スパルフロキサシン（SPFX)、レボフロキサシン水和物（LVFX)、モキシフロキサシン塩酸塩（MFLX)、メシル酸ガレノキサシン水和物（GRNX)、シタフロキサシン水和物（STFX）など

注射：CPFX、LVFX、パズフロキサシンメシル酸塩（PZFX）

＜副作用＞光線過敏症、中枢神経障害、肝障害、腎障害、血液障害

D. 核酸（RNA）合成阻害薬

リファンピシン（RFP）（経口）

＜副作用＞肝障害、皮疹、アレルギー反応、血液障害

E. 葉酸合成阻害薬

ST 合剤

経口・注射：スルファメトキサゾール/トリメトプリム（SMX/TMP）

＜副作用＞血液障害、ショック、消化器症状

Point 3 患者さんに必要な情報を正しく伝えよう

A. 飲み忘れへの対処

一般的な飲み忘れの対処法は2回分を同時に服用しないこと、また、次の服用時間が近い場合は服用せず、次に飲む時間から服用するのが原則です。

B. 各薬剤の管理上の注意事項

各薬剤の管理上の注意事項を**表 6.9** に示します。

Point 4 患者さんに確認しよう

A. アレルギー歴や抗菌薬服用歴に関する情報収集

アレルギー歴のある抗菌薬投与を回避するため、抗菌薬によるアレルギー歴を聴取することは重要です。抗菌薬の皮内反応テストは、原則、現在では行いませんが、ショックの可能性が高いと考えられる場合に実施することもあります。どうしても代替薬がない場合は、皮内テストを実施する場合もあります。また、抗菌薬服用歴の聴取は、耐性菌の発現を回避するために有用な情報となります。

B. 嗜好食品や他の服用薬の情報収集

嗜好食品で、抗菌薬の吸収が低下する場合があるので（**表 6.9**、各薬剤の管理上の注意事項参照）、嗜好食品を聴取することも重要です。また、相互作用により抗菌薬の効果増大や減弱もあるので、必ず併用薬をチェックしましょう。

表 6.9　各薬剤の管理上の注意事項

製剤	管理上の注意事項
β-ラクタム系薬	歯が着色することがあるが、歯磨きなどで除去可能。 牛乳で服用しない（アモキシシリン/クラブラン酸）。 尿が赤くなることがある。 吸収が低下するため、粉ミルクと混ぜて服用しない。 鉄を含むサプリメントと同時に服用しない（セフジニル）。
アミノグリコシド系薬	内服は腸管でほとんど吸収されず、腸管殺菌目的で投与される（カナマイシン）。
マクロライド系薬	天然ケイ酸アルミニウムと併用すると吸収が低下するため、服用時間をずらす（クラリスロマイシン）。 空腹時に服用する（アジスロマイシン成人用）。
ケトライド系薬	車の運転、危険を伴う機械操作を避ける。
テトラサイクリン系薬	小児（特に歯牙形成期にある 8 歳未満の小児）に投与した場合、歯牙の着色・エナメル質形成不全、また、一過性の骨発育不全を起こすことがあるので、他の薬剤が使用できないか、無効の場合にのみ適用を考慮すること。 Ca、Mg、Al、ランタンまたは鉄剤との併用で、本剤と二価または三価の金属イオンが消化管内で難溶性のキレートを形成して、本剤の吸収を阻害するため、両剤の服用間隔を 2 ～ 4 時間とする。
ニューキノロン系薬	妊婦または妊娠している可能性のある婦人には禁忌。 フェニル酢酸系またはプロピオン酸系非ステロイド性消炎鎮痛薬との併用で、痙攣誘発の危険性あり。 Al、Mg、Fe 含有製剤との併用は、キレート形成により、吸収が低下するため、同時服用せず 1 ～ 2 時間間隔をあける。
リファンピシン（RFP）	尿、便、唾液、痰、汗、涙液が淡赤色になることがある。 食事により吸収が低下するため、食直前に服用。
ST 合剤	妊婦または妊娠している可能性のある婦人、低出生体重児、新生児には禁忌。

Point 5　患者さんの質問に正しく答えよう

A. よくある患者さんからの質問

Q1『抗菌薬を服用してから下痢が治りませんが、大丈夫ですか』

答え：過去2か月以内の抗菌薬使用歴がある、または入院3日後の下痢の場合、クロストリジウム・ディフィシル関連下痢を疑い、便中毒素の検査を行います。むやみに下痢止め（止痢薬）を投与せず、可能であれば抗菌薬の投与を中止することが必要です。

B. 患者さんに言ってはいけない言葉

『（患者さんの病態や治療薬を確認せずに）**肺炎はこの薬を飲んでいれば治りますよ**』

肺炎では主に細菌性肺炎、非定型肺炎、ウイルス性肺炎が多いですが、中には間質性肺炎と呼ばれる、免疫異常が原因とされる肺炎も存在します。この場合の抗菌薬投与は細菌性肺炎を合併し、間質性肺炎が増悪している場合があります。抗菌薬は細菌性肺炎を治癒させますが、間質性肺炎は抗菌薬のみでは治癒しませんので注意しましょう。

[四日市羽津医療センター　薬剤科　副薬剤科長　片山歳也]

参考文献

1）日本呼吸器学会呼吸器感染症に関するガイドライン作成委員会編：成人市中肺炎診療ガイドライン、日本呼吸器学会、2005
2）日本呼吸器学会呼吸器感染症に関するガイドライン作成委員会編：成人院内肺炎診療ガイドライン、日本呼吸器学会、2008
3）青木　眞編：呼吸器感染症、レジデントのための感染症診療マニュアル、医学書院、2008
4）高橋瑞穂著、吉尾　隆ら編：肺炎、薬物治療学、南山堂、2011

第7章

悪性腫瘍

概論 我が国における死因の第１位は悪性腫瘍であり、２人に１人が罹患し、３人に１人が亡くなっています。罹患数は、胃がんが最も多く、次いで大腸がん、肺がん、乳がん、肝がんとなっており、これらは５大がんと言われます。これらのがんに対して、抗がん薬による治療（がん化学療法）に関する研究は日進月歩であり、新しい治療方法や新薬の開発によって生存期間が延長するとともに、完治も可能となってきました。近年の抗がん薬開発のなかで、従来の殺細胞性抗がん薬とは異なる新しい分野の薬剤として、分子標的薬が登場してきました。分子標的薬は、特定の分子をターゲットとして開発された薬剤であるため、その作用機序はもちろん、副作用も従来の殺細胞性抗がん薬とは異なっています。近年ではチーム医療の重要性が述べられていますが、がん専門薬剤師の活躍によって、がん患者に応じた治療法の選定から疼痛緩和に至るまでかかわるようになっています。さらには、化学療法が外来で積極的に行われるようになってきたため、悪性腫瘍全般の知識の会得は病院薬剤師に限らず、むしろ薬局薬剤師にも広く求められるようになってきました。

7.1 胃がん

Point 1 疾患・治療の特徴を理解しよう

胃がんは罹患数の最も多いがんですが、死亡数は年々減少傾向にあり、完治する可能性が高いことが特徴です。胃がんは、早期では症状が出にくいものの、進行すると腫瘤部からの出血により貧血になったり、胃部の不快感を生じたりすることが特徴です。胃がんになるリスク因子として、グラム陰性桿菌であるヘリコバクターピロリの感染があげられますが、この菌は３剤併用療法（プロトンポンプ阻害剤＋アモキシシリン＋クラリスロマイシン）によって除菌することが可能です。

Point 2 お渡しする薬の特徴を知ろう～主作用と副作用

A. 胃がん化学療法

①ティーエスワン®＋シスプラチン（S-1＋CDDP）療法

ティーエスワン®は、代謝拮抗剤である5-FUのプロドラッグであるテガフールに、5-FUを分解する酵素を阻害するギメラシルと、消化管での副作用を軽減させるオテラシルカリウムを配合した合剤です。ティーエスワン®の内服期間は、21日間/コースです。その後2週間休薬して次のコースとなります。投与量は、**表7.1**のように体表面積に応じて決定します。

シスプラチン（CDDP）はプラチナ製剤であり、DNAと架橋を形成することによって、抗腫瘍効果を発揮します。本剤の投与は、ティーエスワン®の服用を始めてから1週間後に点滴静注され、投与量は60 mg/m^{2}です。

②カペシタビン＋シスプラチン＋トラスツズマブ（XP＋HER）療法

この化学療法は1コースが3週間であり、シスプラチンは1日目に投与し、投与量は80 mg/m^{2}です。カペシタビンは、ティーエスワン®と同じフッ化ピリミジン系抗悪性腫瘍薬に分類されます。内服方法は、2週間内服して、1週間を休薬とする1コース3週間です。投与量は、**表7.2**のように体表面積によって決定します。

トラスツズマブは分子標的薬の1つで、ヒト上皮成長因子受容体2（HER2）をターゲットとしています。がん細胞のなかには、このHER2を過剰に発現しているものがあり、そのがん細胞に特異的にトラスツズマブが結合することによって、抗腫瘍効果を発現します。したがってカペシタビン＋シスプラチン＋トラスツズマブ療法は、胃がんのなかでも、HER2の過剰発現が認

表7.1 ティーエスワン®の投与量

体表面積	S-1投与量
1.25 m^{2}未満	80 mg/日
1.25 m^{2}以上1.5 m^{2}未満	100 mg/日
1.5 m^{2}以上	120 mg/日

表7.2 カペシタビン投与量

体表面積	カペシタビン投与量
1.36 m^{2}未満	2400 mg/日
1.36 m^{2}以上1.66 m^{2}未満	3000 mg/日
1.66 m^{2}以上1.96 m^{2}未満	3600 mg/日
1.96 m^{2}以上	4200 mg/日

められた症例にだけ使用されるレジメン*です。トラスツズマブの投与量は、初回のみ 8 mg/kg ですが、2 回目以降は 6 mg/kg となります。

重要用語の解説

【レジメン】 レジメンとはがん化学療法を安全に施行するために、抗がん薬から支持療法（副作用に対応する薬剤）に至るすべての薬剤投与について決められている治療計画書のことをいいます。

B. 胃がん術後補助化学療法

①ティーエスワン® (S-1) 療法

術後補助化学療法は、手術療法を施行したあと、再発予防を目的として施行されます。再発の可能性をゼロに近づけるため、ティーエスワン®が投与されます。投与方法については、1 日 2 回、朝夕食後に決められた投与量（**表 7.1**）を、4 週間連日内服します。その後、2 週間は休薬して、1 コース 6 週間を繰り返し投与し、投与期間は 1 年間です。

Point 3 患者さんに必要な情報を正しく伝えよう

A. 注意するポイント

①ティーエスワン®＋シスプラチン (S-1＋CDDP) 療法

シスプラチンは腎障害に注意が必要で、一般的に、クレアチニンクリアランスが 60 mL/min 未満の患者さんには投与量を減らすことを考慮し、原則として 30 mL/min では投与中止です。したがって、服薬指導の際には、腎障害に関する既往歴や、尿の出が悪いという症状の有無について確認する必要があります。患者さんには、この治療を受けているあいだは、水分をこまめにとるように説明するとともに、自宅でも尿量に変化がないか注意するように指導する必要があります。

また、シスプラチンは悪心・嘔吐を誘発しやすい薬剤であり、悪心・嘔吐の発現を予防するために、シスプラチン投与時にはアプレピタントと 5–ヒドロキシトリプタミン 3 ($5\text{-}HT_3$) 受容体拮抗薬、デキサメタゾンの 3 剤併

表 7.3 高度催吐性化学療法に対する制吐療法

制吐薬	Day1	Day2	Day3	Day4
アプレピタント	○	○	○	
5-HT_3 受容体拮抗薬	○			
デキサメタゾン	○	○	○	○

用療法を施行するように、制吐薬適正使用ガイドラインですすめられています。アプレピタントは、3 日間内服する薬です。初日は、シスプラチンが投与開始となる 60 分前に内服（125 mg）し、2 日目（80 mg）、3 日目（80 mg）は午前中に内服します。5-HT_3 受容体拮抗薬は、シスプラチンの投与前に内服または注射薬で投与し、デキサメタゾンは 1 日目から 4 日目まで毎日投与します（**表 7.3**）。

ティーエスワン® の内服を継続すると、下痢や口内炎などの消化器症状や全身倦怠感が出現することがあります。このような症状が続く際は、投与量の減量を考慮する必要があります。

②カペシタビン＋シスプラチン＋トラスツズマブ（XP＋HER）療法

カペシタビンは、副作用がティーエスワン® と若干異なり、手足症候群が代表的な副作用としてあげられます。これは、患者さんの手や足に紅斑・腫脹などが起こり、悪化すると水疱や潰瘍を形成するものもあります。薬剤師は、目が向けやすい手だけではなく、足にも併せて注意する必要があります。

シスプラチンの注意するポイントについては p.185「①ティーエスワン® ＋シスプラチン療法」の項に準じます。

分子標的薬であるトラスツズマブは、悪心・嘔吐や脱毛、骨髄抑制という副作用はほとんどありませんが、特徴的な副作用として、インフュージョン・リアクションや心機能障害があります。インフュージョン・リアクションは、点滴中から点滴終了後 24 時間以内に好発する副作用で、症状としては発熱や悪寒、悪心等があげられます。病院で点滴が終わり、自宅に帰ってから発症する可能性があります。

③ティーエスワン®（S-1）療法

この治療方法は、1 年間という期限があります。したがって、再発予防のためにもこの期間中、患者さんは指示通り内服していく必要があります。勝手に休薬したり、減量したりすると、術後補助化学療法の十分な効果が得られません。

Point 4 患者さんに確認しよう

A. 他科受診や薬の服用について

①ティーエスワン®＋シスプラチン（S-1＋CDDP）療法

ティーエスワン® は、他のフッ化ピリミジン系抗悪性腫瘍剤や抗真菌剤であるフルシトシン(アンコチル® 錠)との併用はできません。そのため、ティーエスワン® の内服を開始する前に、患者さんの薬歴を必ず確認する必要があります。また上記の薬剤を内服している場合、ティーエスワン® を投与開始する1週間前に、内服を終了する必要があります。

②カペシタビン＋シスプラチン＋トラスツズマブ（XP＋HER）療法

カペシタビンは、ティーエスワン® との併用は禁忌です。もし患者さんがティーエスワン® を服用していた場合は、ティーエスワン® を中止して1週間経過してから、カペシタビンを内服するように指導する必要があります。具体的な例として、術後補助化学療法でティーエスワン® を内服中の患者さんに再発が認められ、カペシタビン＋シスプラチン＋トラスツズマブ療法を施行する場合などがあげられます。

トラスツズマブは心毒性を有するため、心臓の持病がないかを確認します。

③ティーエスワン®（S-1）療法

ティーエスワン® 療法での確認事項については、上記「① S-1＋CDDP 療法」の項に準じます。

Point 5 患者さんの質問に正しく答えよう

Q1『抗がん薬は治療に計画性がありますが、ティーエスワン®＋シスプラチン療法の途中で腎機能が悪くなり、副作用が出て治療中止になった場合、それ以後はどうなるのですか』

答え：腎機能が悪くなった場合に、ティーエスワン®＋シスプラチン療法を継続することは困難です。腎機能が改善すれば再開することも可能ですが、

Part Ⅲ 疾患別服薬指導

改善するまで治療を中止することはできません。その場合はタキサン系の薬剤など、腎機能に影響を受けない抗がん薬に切り替えて治療を継続します。

Q2『ティーエスワン® のカプセル剤は飲みにくいのですが』

答え：ティーエスワン® には顆粒剤もあります。こちらに切り替えることで、コンプライアンスの向上が望めますので、カプセル剤が飲みにくい場合には、剤形変更が可能です。

Q3『ティーエスワン® の服用は食後の指示ですが、食欲がなく食事がとれないときは、どうしたらいいですか』

答え：ティーエスワン® に含まれるオテラシルカリウムは、空腹時では吸収率が上がるため、抗腫瘍効果が低下することがわかっています。また、食欲がないということは、ティーエスワン® の副作用による可能性が高いため、無理に内服せず、次回の食後から内服を再開するように指導する必要があります。その際、2回分を内服しないように注意を促すことを忘れてはなりません。

7.2 大腸がん

Point 1 疾患・治療の特徴を理解しよう

大腸がんは、結腸がんと直腸がんの総称であり、罹患数と死亡数は徐々に増加傾向にあります。2005年の罹患数は胃がんに次いで2位、死亡数は肺がん、胃がんに次いで3位です。大腸がんのリスクファクターには、食生活の欧米化に伴う環境因子と、家族性大腸腺腫症などの遺伝的因子があげられます。大腸がんの化学療法では分子標的薬の登場により、従来の殺細胞性抗がん薬と組み合わせた併用化学療法が行われています。

Point 2 お渡しする薬の特徴を知ろう～主作用と副作用

A. 大腸がん初回化学療法

① mFOLFOX6 療法

オキサリプラチンとレボホリナート、5-FUを組み合わせた治療方法であり、**図 7.1** のような治療方法を、2週間に1回行います。

図 7.1　mFOLFOX6 療法

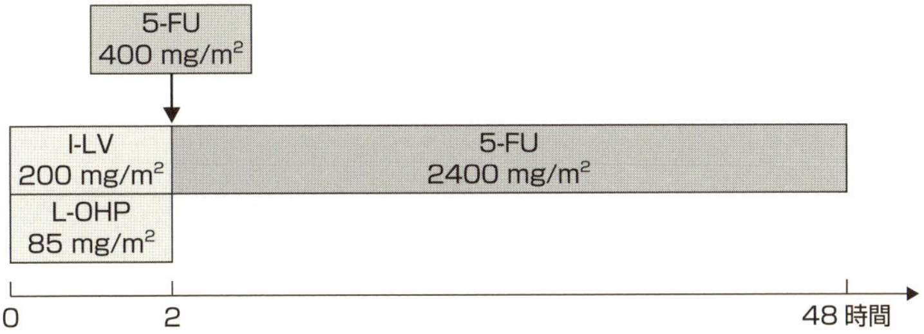

（L-OHP：オキサリプラチン、l-LV：レボホリナートカルシウム）

図 7.2　XELOX 療法

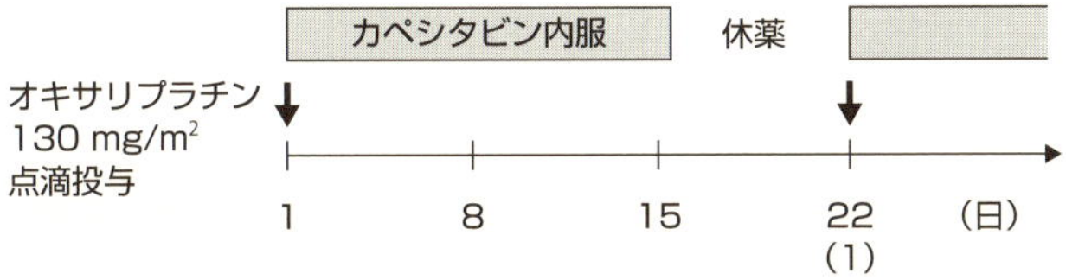

5-FU の持続点滴時間は 46 時間と長いのですが、インフューザーポンプを使用することで外来通院が可能となります。自己抜針ができれば、点滴終了後も通院の必要がなくなり、患者の QOL を損なうことはありません。

② XELOX 療法

カペシタビンとオキサリプラチンを組み合わせた治療方法です（**図 7.2**）。カペシタビンは 2 週間内服して 1 週間休薬し、オキサリプラチンは 130 mg/m^2 を、3 週間に 1 回点滴投与します。

mFOLFOX6 療法と異なる点は、カペシタビンを内服することによって、インフューザーポンプが不要となることです。カペシタビンは、投与量が体表面積によって異なります（p.184 **表 7.2**）。

③ FOLFIRI 療法

mFOLFOX6 療法のオキサリプラチンを、イリノテカン塩酸塩水和物（CPT-11）に変更した治療方法で、イリノテカン塩酸塩水和物の点滴時間は 90 分です（**図 7.3**）。2 週間に 1 回、繰り返し行います。

図 7.3　FOLFIRI 療法

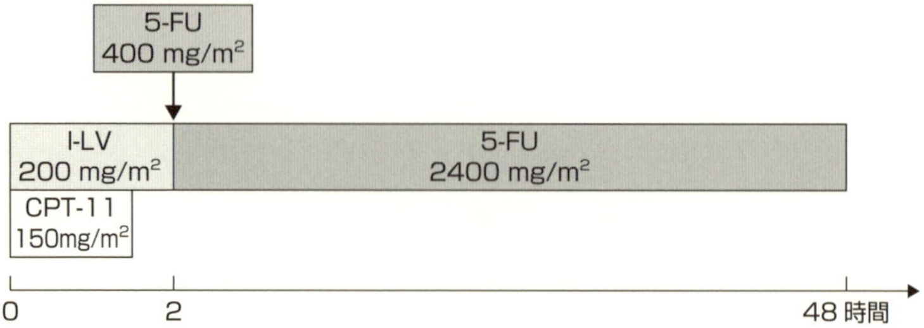

（CPT-11：イリノテカン塩酸塩水和物、l-LV：レボホリナートカルシウム）

④ベバシズマブ療法

ベバシズマブは分子標的薬であり、血管内皮細胞増殖因子（VEGF）に対する、ヒト化モノクローナル抗体です。腫瘍細胞は VEGF を産生し、自己の増殖を図りますが、ベバシズマブによって腫瘍血管の退縮や血管新生が阻害されることにより、増殖できなくなります。この抗がん薬は単剤で使用せずに、mFOLFOX6 療法や XELOX 療法、FOLFIRI 療法などの殺細胞性抗がん薬と併用して投与されます。

⑤セツキシマブ療法

セツキシマブは、上皮細胞増殖因子受容体（EGFR）に対する、キメラ型モノクローナル抗体で、毎週 1 回投与されます。投与量は初回が 400 mg/m^2 ですが、2 回目以降は 250 mg/m^2 で継続します。単剤でも使用されますが、イリノテカン塩酸塩水和物と併用されることもあります。

⑥パニツムマブ療法

パニツムマブは、セツキシマブと同じく EGFR をターゲットとした分子標的薬ですが、完全ヒト化モノクローナル抗体であり、投与間隔は 2 週間に 1 回、投与量は 6 mg/kg です。

B. 大腸がん術後補助療法

①ホリナートカルシウム・テガフール・ウラシル（UFT/LV）療法

大腸がんの手術後、補助療法として行う化学療法です。テガフール・ウラシル（ユーエフティ®）は 300 mg/m^2/日、ホリナートカルシウムは 75 mg/日を、3 回に分けて内服します。28 日間連続して内服し、その後 7 日間休薬します。これを１コースとして、１年間継続します。

Point 3 患者さんに必要な情報を正しく伝えよう

A. 注意するポイント

① mFOLFOX6 療法

オキサリプラチンの特徴的な副作用として、末梢神経障害があげられます。これは、寒冷刺激によって誘発・増強される急性症状と、継続的に投与することで発現する慢性症状の２つに分類されます。急性症状への対策としては、寒冷刺激を避けるためには、冷たい飲食物や冬場の外気などに注意が必要です。慢性症状では、足の裏の感覚が鈍くなることで、つまずきやすくなったり、ボタンをかけるなどの細かい手作業が困難となるなど、生活に支障をきたすことがあります。

② XELOX 療法

XELOX 療法は、mFOLFOX6 の 5-FU とレボホリナートカルシウムがカペシタビンに置き換わったものです。胃がんの p.186、「②カペシタビン＋シスプラチン＋トラスツズマブ療法」の項で示したように、手足症候群の痛みを伴うような症状を早期に発見し、症状の悪化に対して、休薬などで対処する必要があります。

③ FOLFIRI 療法

FOLFIRI 療法には、末梢神経障害やアレルギー反応といった副作用は認められませんが、イリノテカン塩酸塩水和物に特徴的な下痢（早発性・遅発性）が認められます。

④ベバシズマブ療法

主な副作用として、出血（特に鼻出血）、高血圧、蛋白尿、消化管穿孔、創傷治癒遅延等があげられます。鼻出血は自覚症状を呈するため、あらかじめ患者さんに説明しておきます。血圧は徐々に上昇していくので、定期的に測定することを説明し、必要に応じて、降圧薬を用いて血圧コントロールを行います。また、歯科で抜歯などの侵襲的な治療を受ける場合には、事前に相談するよう患者さんに説明してください。

⑤セツキシマブ療法

セツキシマブ点滴前に、抗ヒスタミン剤の予防的投与が必要となり、副腎皮質ホルモン剤の併用により、インフュージョン・リアクションが軽減されることがあります。また、副作用の1つである痤瘡様皮疹が、投与開始後1週間ほどで発現することがあります。

⑥パニツムマブ療法

セツキシマブと同じように、痤瘡様皮疹が投与初期から発現します。セツキシマブやパニツムマブの皮膚障害の程度は、治療効果と相関することが明らかになっています。

⑦ホリナート・テガフール・ウラシル療法

ホリナート・テガフール・ウラシル療法は、特に重篤化するような副作用は認められませんが、食思低下や口内炎・下痢等の消化器症状を認めることがあります。

Point 4 患者さんに確認しよう

A. 他科受診や薬の服用について

① FOLFIRI 療法

イリノテカン塩酸塩水和物の活性代謝物の一部が、CYP3A4によって代謝されることから、CYP3A4に影響を与えるグレープフルーツジュースやセントジョーンズワート、アゾール系抗真菌薬等の併用に注意してください。

②ベバシズマブ療法

傷の治りが悪くなるため、抜歯等の予定がないかどうか、また他科での手術予定がないかなどを確認します。

③ホリナート・テガフール・ウラシル療法

複雑な内服方法で1年間継続する必要があるため、コンプライアンスに配慮します。例えば、残薬があっても、2回分を1度に内服することがないように説明します。

Point 5　患者さんの質問に正しく答えよう

Q1『オキサリプラチンで起こった神経障害は治るのですか』

答え：程度が軽ければ、治療を終了すれば可逆的に改善してきますが、ひどくなるとなかなか治りません。したがって、症状が悪化する前に休薬するなどして、上手に治療をコントロールする必要があります。

Q2『ベバシズマブでは血栓が起こることがあるらしいですが、血栓が血管に詰まったらどんな症状が出るのですか』

答え：肺で塞栓が起こると、胸痛や呼吸苦が起こることがあります。また、足で塞栓が起こると、しびれやむくみが出ることがあります。

Q3『セツキシマブの点滴を受けると、ニキビみたいな皮疹が出ると言われたのですけど、防ぐことはできないのですか』

答え：投与前から保湿剤を塗布することで、症状を軽減できることが報告されています。また、直射日光にあたることによって症状が悪化することがあるので、外出時には衣類や日傘で、日光があたらないように注意するよう指導してください。

Q4『テガフール・ウラシル（ユーエフティ®）とホリナートカルシウムは、なぜ食後に内服してはいけないのですか』

答え：抗腫瘍効果を示す5-FUのAUC（血中濃度曲線下面積）が、食事の影響によって低下することが報告されています。薬効に影響する可能性がありますので、服用は食事の前後1時間を避けましょう。

7.3　肺がん

Point 1　疾患・治療の特徴を理解しよう

肺がんは、本邦で最も死亡数の多いがんであり、日本人のがん死亡数の約20%を占めます。罹患数も3番目に多いがんであり、致死率の高いがんと言えます。喫煙は肺がんの危険因子で、喫煙者は肺がんになるリスクが高くなり、受動喫煙者も同様にリスクが高くなります。このような特性をもった肺がんは、その病理分類から非小細胞肺がんと小細胞肺がんの２つに大きく分けられます。

A. 非小細胞肺がん

非小細胞肺がんは組織型に基づいて腺がん、扁平上皮がん、大細胞がんなどに分類されます。肺がんは、比較的転移を起こしやすいという特徴をもっており、脳や骨、胸膜への遠隔転移が、臨床上見られます。非小細胞肺がんの治療方法としては、外科療法や放射線単独療法、化学放射線療法、化学療法があります。

B. 小細胞肺がん

小細胞肺がんは、肺がんのなかで約15%を占める腫瘍です。その特徴として、発見時には高い割合で脳などへの遠隔転移が認められますが、腫瘍増殖速度が速いため、抗がん薬や放射線療法に対して、高い感受性を有します。また、発見時に腫瘍随伴症候群を認めることが多いのも特徴です。小細胞肺がんは、多くが進行した状態で見つかるため、外科療法の適応となる症例は少なく、化学療法や放射線療法が広く行われます。

スキルアップ メモ　**腫瘍随伴症候群とはなんでしょうか？**

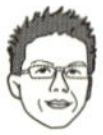

がんによって産生されたサイトカインや、自己免疫抗体などが、体の臓器に影響を及ぼすことによって引き起こされる、さまざまな病態・症状のことを指します。神経学的、内分泌学的な特徴を有する症状です。産生物質によって、内分泌機能異常、造血機能異常、神経機能異常等、さまざまな症状を引き起こします。

Point 2　お渡しする薬の特徴を知ろう～主作用と副作用

A. 非小細胞肺がんの薬物治療

(1) 術後補助化学療法

①テガフール・ウラシル（ユーエフティ®、UFT）療法

手術後に、テガフール・ウラシル配合剤（ユーエフティ®）を２年間内服

します。

②シスプラチン（CDDP）＋ビノレルビン（VNR）療法

シスプラチンとビノレルビン酒石酸塩を3週間に1回投与して、これを4回繰り返します。

(2) 化学療法

手術による完全切除が不能である症例に対しては、その病態によって、1）化学放射線療法や、2）化学療法が施行されます。

＜化学放射線療法＞

①カルボプラチン（CBDCA）＋パクリタキセル（PAC）＋放射線療法

カルボプラチンとパクリタキセルを毎週1回ずつ投与し、放射線療法と併用しながら計6回投与します。

②シスプラチン（CDDP）＋ビノレルビン（VNR）＋放射線療法

シスプラチンをday1に、ビノレルビン酒石酸塩をday1とday8に投与するレジメンです。シスプラチン投与時は、十分な補液と制吐剤を使用します。

＜化学療法＞

化学療法では、プラチナダブレットという、プラチナ製剤＋第3世代抗がん薬の治療が標準です。近年の報告から、組織型や遺伝子変異の有無によって、抗がん薬を使い分けます。ペメトレキセドナトリウム水和物は、扁平上皮がんに比べて腺がんで効果が高いため、扁平上皮がんには投与されません。また、ベバシズマブは喀血のリスクが高まるために、扁平上皮がんでは投与できません。一方、上皮成長因子受容体（EGFR）の遺伝子変異を有する症例では、EGFR-チロシンキナーゼ阻害剤による効果も期待できます。

①シスプラチン（CDDP）＋ペメトレキセド（PEM）療法

シスプラチンとペメトレキセドナトリウム水和物を、3週間に1回投与するレジメンです。この治療開始1週間前に、葉酸の内服とビタミンB_{12}の投与が必要となります。

②カルボプラチン（CBDCA）＋パクリタキセル（PAC）＋ベバシズマブ（BV）療法

カルボプラチン、パクリタキセル、ベバシズマブを、3週間に1回投与するレジメンです。この治療方法は4～6コース行ったあとに、ベバシズマブのみを維持療法として継続投与します。

③ゲフィチニブ療法

対象症例はEGFRの遺伝子変異が陽性であり、陰性の患者さんには投与できません。1日250 mgを、毎日継続して内服します。

> **ミニメモ　第3世代抗がん薬とは？**
>
> 1990年代に登場してきた抗がん薬で、ドセタキセル水和物やパクリタキセル、ゲムシタビン塩酸塩、ビノレルビン酒石酸塩、ペメトレキセドナトリウム水和物などが挙げられます。これら薬剤の登場によって、生存率が飛躍的に向上しています。

B. 小細胞肺がんの薬物治療

①エトポシド＋シスプラチン（CDDP）療法（EP療法）

シスプラチンをday1に、エトポシドをday1、2、3と投与します。1コースは3週間です。この治療法に放射線療法を組み合わせることもあります。

②イリノテカン（CPT-11）＋シスプラチン（CDDP）療法

シスプラチンをday1に、イリノテカン塩酸塩水和物をday1、8、15に投与します。1コースは4週間です。

Point 3　患者さんに必要な情報を正しく伝えよう

A. 注意するポイント

＜非小細胞肺がん＞

①テガフール・ウラシル（UFT）療法

重篤な副作用はほとんど起こりませんが、口内炎や食欲不振等の消化器症状が出現することがあります。

②シスプラチン＋ビノレルビン療法

シスプラチンは、胃がんのティーエスワン®＋シスプラチン療法の項（p.185）に準じます。ビノレルビン酒石酸塩によって、ときに重篤な骨髄抑制が起こることがあります。

③シスプラチン＋ペメトレキセド療法

シスプラチン＋ペメトレキセド療法で使用されるペメトレキセドナトリウ

ム水和物は、副作用を軽減する目的で、葉酸とビタミン B_{12} の投与が必要な抗がん薬です。

④カルボプラチン＋パクリタキセル＋ベバシズマブ療法

パクリタキセルの投与では、関節痛や筋肉痛、末梢神経障害、アレルギー反応が現れることがあります。関節痛や筋肉痛は、点滴終了数日後には軽減してきます。また、アレルギー反応は点滴中に起こりやすく、動悸や汗、皮疹などが出現したときは、すぐに申し出るように指導します。ベバシズマブについては、p.191「大腸がん」の「④ベバシズマブ療法」を参照してください。

⑤ゲフィチニブ療法

下痢を起こしたり、皮膚障害を引き起こしたりしやすいことが知られています。また、重篤な副作用の１つとして、間質性肺炎が現れることがあるため、乾性の咳や呼吸苦等を感じるようであれば、我慢せずすぐに連絡するよう指導します。

＜小細胞肺がん＞

⑥エトポシド＋シスプラチン（EP）療法

エトポシドによる好中球減少症に注意が必要です。

⑦イリノテカン＋シスプラチン療法

イリノテカン塩酸塩水和物を含むレジメンであり、「大腸がん」の「③FOLFIRI 療法」の項（p.191）でも記述したように、早発性と遅発性の下痢に注意が必要です。

Point 4 患者さんに確認しよう

A. 他科受診や薬の服用について

①テガフール・ウラシル（UFT）療法

２年間継続内服するため、内服を忘れた場合の対処法について指導します。

②シスプラチン＋ペメトレキセド療法

ペメトレキセドナトリウム水和物の副作用軽減のためにビタミン B_{12} や葉酸を摂取するため、この治療中はビタミン B_{12} や葉酸を含有するサプリメントは摂取しないように指導します。

③カルボプラチン＋パクリタキセル＋ベバシズマブ療法

ベバシズマブを使用するため、抜歯やその他手術の予定がないことを確認します。

④ゲフィチニブ療法

ゲフィチニブはCYP3A4によって代謝されるため、イリノテカン塩酸塩水和物と同じようにCYP3A4の代謝に影響を与えるグレープフルーツジュースやセントジョーンズワート、アゾール系抗真菌薬等の併用には注意してください。

⑤イリノテカン＋シスプラチン療法

イリノテカン塩酸塩水和物を含むレジメンのため、p.192「大腸がん」の「①FOLFIRI療法」の項に準じてください。

Point 5 患者さんの質問に正しく答えよう

Q1『がんに効くというサプリメントを勧められたのですが、飲んでも大丈夫でしょうか』

答え：サプリメントの中には、薬剤と相互作用を引き起こす可能性のある物質が含まれていることがあります。例えばペメトレキセドナトリウム水和物は、その作用機序のなかで葉酸とビタミンB_{12}がかかわってくるので、投与中は副作用軽減のため定期的に葉酸の摂取と、9週間に1回ビタミンB_{12}を注射するようになっています。したがって、サプリメントに葉酸やビタミンB_{12}が入っていると、ペメトレキセドナトリウム水和物の薬効に影響が出る可能性があります。

Q2『臨床病期Ⅳの肺がんと診断されて、シスプラチン＋ペメトレキセド療法が開始となったのですが、この治療はいつまで続けるのですか』

答え：肺がんの化学療法は、その多くが4～6コース行って終了となります。したがって1コース3週間の化学療法でしたら、12～18週間となります。

Q3『腎機能が少し悪いと言われたのですが、いわゆるプラチナダブレットは、私には使えないのでしょうか』

答え：シスプラチンは、腎機能が良好な患者さんには使えますが、機能が低下している場合はできません。同じプラチナ製剤（白金製剤）のカルボプラチンは、腎機能に応じて投与量を調節できるので、シスプラチンをカルボプラチンに変更することで、プラチナダブレットを施行できることもあります。

Q4『抗がん剤は、投与したら吐き気や倦怠感が出てくるだろうけど、私のような高齢者でも化学療法は受けられるのでしょうか』

答え：肺がん、特に小細胞肺がんの化学療法は、積極的な化学療法によって延命効果および生活の質（QOL）の向上が望めます。高齢者の方で強力な化学療法に耐えられないと判断された場合、プラチナダブレットではなく、単剤での治療法も可能です。

7.4 乳がん

Point 1 疾患・治療の特徴を理解しよう

乳がんは、死亡数と比較して罹患数が多いものの、生存率の高いがん腫です。その発生には、エストロゲンというホルモンが重要な因子となっており、初経年齢が早い、閉経年齢が遅い、出産歴がない等の生理・生殖要因や、遺伝的要因等もリスクファクターとしてあげられます。乳がんは、原発性乳がんと、転移・再発乳がんの2つに大きく分けることができます。原発性乳がんは、基本的に手術療法を行い、その後に術後補助化学療法が行われます。一方、転移・再発乳がんでは、化学療法が治療の主体となります。

Point 2 お渡しする薬の特徴を知ろう～主作用と副作用

A. 術後補助化学療法

①ドキソルビシン＋シクロホスファミド（AC）療法

ドキソルビシン＋シクロホスファミド療法は3週間に1回、ドキソルビシン塩酸塩を60 mg/m^2、シクロホスファミド水和物を600 mg/m^{2}投与します。この治療は4回行われます。

②ドセタキセル療法

ドセタキセル水和物療法は3週間に1回、75 mg/m^{2}を投与します。原則としてドキソルビシン＋シクロホスファミド療法を4回終了した後に、この治療方法を4回行います。ドセタキセル水和物の代わりに、パクリタキセルを投与することもあります。

③トラスツズマブ療法

トラスツズマブ療法は、3週間に1回投与します。初回のみ8 mg/kgで投与しますが、2回目以降は6 mg/kgに減量します。この治療方法は、1年間継続します。

④ホルモン療法（LH-RH製剤、アロマターゼ阻害剤）

ホルモン受容体が陽性の患者さんは、ホルモン療法を行います。閉経前ならLH-RH製剤を、閉経後であればアロマターゼ阻害剤を投与します。

B. 転移・再発乳がんに対する化学療法

転移・再発乳がんに対する化学療法では、前述した術後補助化学療法レジメンも使用されます。ここでは、それ以外の治療法をいくつかあげます。

①ゲムシタビン療法

ゲムシタビン塩酸塩1250 mg/m^2をday1とday8に投与し、1コースを3週間とします。

②ビノレルビン療法

ビノレルビン酒石酸塩25 mg/m^2をday1とday8に投与し、1コースを3週間とします。

③エリブリン療法

エリブリンメシル酸塩1.4 mg/m^2をday1とday8に投与し、1コースを3週間とします。

④ラパチニブ＋カペシタビン療法

ラパチニブトシル酸塩水和物は1日1回、1250 mgを毎日内服します。一方、カペシタビンは1日2回、14日間連日経口投与し、その後7日間休薬します。

Point 3 患者さんに必要な情報を正しく伝えよう

A. 注意するポイント

<術後補助化学療法>

①ドキソルビシン＋シクロホスファミド療法

ドキソルビシン塩酸塩とシクロホスファミド水和物の併用は、投与10～15日後に白血球や好中球が減少します。程度がひどい場合は、感染して発熱を起こすことがあるので、患者には解熱剤と抗菌剤を所持するように説明します。

②ドセタキセル療法

ドセタキセル水和物は、骨髄抑制を起こしやすい抗がん薬です。白血球や好中球が減少するのは、投与後7～10日くらいであり、感染症に注意するよう説明する必要があります。

③トラスツズマブ療法

胃がんの「②カペシタビン＋シスプラチン＋トラスツズマブ療法」の項（p.186）を参照してください。

④ホルモン療法

ホルモン療法では、発汗やほてり、関節痛、頭痛等の症状が出ることがあることを説明する必要があります。

<転移・再発乳がんに対する化学療法>

⑤ゲムシタビン療法

血小板減少が起こりやすい薬剤です。

⑥ビノレルビン療法

骨髄抑制が起こりやすく、白血球数や好中球数の推移に注意します。

⑦エリブリン療法

エリブリンメシル酸塩は、末梢神経障害をきたしやすい薬剤です。

⑧ラパチニブ＋カペシタビン療法

ラパチニブトシル酸塩水和物は食事の影響を受けるため、内服は食事の前後1時間を避けるようにします。一方、カペシタビンは朝、夕食後に内服します。混同しないように、患者さんへ丁寧に説明します。

Point 4 患者さんに確認しよう

A. 他科受診や薬の服用について

①ドキソルビシン＋シクロホスファミド療法

患者さんの既往歴に、心不全等の心臓の病気がないかを確認します。

②トラスツズマブ療法

胃がんの「②カペシタビン＋シスプラチン＋トラスツズマブ療法」の項(p.187)を参照してください。

③ラパチニブ＋カペシタビン療法

ラパチニブトシル酸塩水和物はCYP3A4によって代謝されるため、CYP3A4に影響を与える薬剤との併用には注意が必要です。さらに、P糖タンパク質の基質であることから、P糖タンパク質を阻害する薬物との併用も問題となります。

Point 5 患者さんの質問に正しく答えよう

Q1『ホルモン療法でタモキシフェンを3年内服してきたのですが、まだ続けないといけないのですか』

答え：タモキシフェン療法は、5年間内服することがガイドラインで勧められています。しかし近年では、アロマターゼ阻害剤への投与変更などが報告されています。

Q2『抗がん薬の治療を受けると、脱毛すると聞きました。脱毛はなるべく避けたいのですが、どうしたらいいでしょうか』

答え：アントラサイクリン系やタキサン系の抗がん薬は、脱毛がほぼ100％発現します。最近では、良質なウィッグが販売されていることや、術後補助療法であれば、上記薬剤の投与期間は半年間であり、治療後に髪がまた生えてくることを説明します。

Q3『ドキソルビシン＋シクロホスファミド療法は吐き気が強いと聞いたのですが、防げないのでしょうか』

答え：ドキソルビシン塩酸塩とシクロホスファミド水和物の併用は、高い催吐性を有します。したがって、制吐剤としてアプレピタントと5-HT_3受容体拮抗薬、デキサメタゾンの３剤併用療法を行うことを勧めます。

Q4『パクリタキセル療法をずっと受けているのですが、最近しびれ感が強くなってきました。このままでいいでしょうか』

答え：パクリタキセルによる末梢神経障害は、程度が軽い場合には可逆的に改善しますが、重篤化により治りにくくなります。早めの休薬や、他の薬剤への変更により、末梢神経障害による QOL 低下を引き起こさないようにします。

7.5 肝がん

Point 1 疾患・治療の特徴を理解しよう

本邦における肝がんの発生原因として、肝炎ウイルスがあげられます。B・C 型の肝炎ウイルスに持続的に感染していることから、慢性的に肝障害が生じ、肝がんへ進展すると考えられています。また最近では、アルコール性の肝障害から肝がんへ発展する症例も増加しています。肝がんが進行すると、腫瘍マーカーとして AFP や PIVKA-Ⅱ、AFP-L3 の値が上昇してくるのが特徴です。肝がんに対する一般的な治療方法としては、手術療法や肝動脈塞栓術、経皮的なエタノール注入療法やラジオ波焼灼療法等があります。また最近では、分子標的薬であるソラフェニブトシル酸塩が使用できるようになり、治療の幅が広がりました。

Point 2 お渡しする薬の特徴を知ろう～主作用と副作用

A. 肝がん化学療法

①肝動脈塞栓術

肝動脈塞栓術とは、肝がん細胞に栄養を送っている動脈を、ゼラチンのスポンジで塞栓することによって、がん細胞を壊死させる局所治療方法です。この塞栓を行う直前に、カテーテルを経由して直接、肝がんに抗がん薬を注入します。用いられる抗がん薬には、ドキソルビシン塩酸塩やシスプラチン等があります。

②ソラフェニブ療法

ソラフェニブトシル酸塩は、細胞増殖にかかわる種々のキナーゼを阻害する分子標的薬です。肝動脈塞栓術で対応できないような症例が対象となり、服用方法は1日2回、1回400 mgを毎日内服します。

Point 3 患者さんに必要な情報を正しく伝えよう

A. 注意するポイント

①肝動脈塞栓術

ミリプラ® を用いた肝動脈塞栓術では、施行後に発熱を認める場合があります。対症療法として、解熱鎮痛薬を投与することもあります。

②ソラフェニブ療法

ソラフェニブトシル酸塩を内服すると、副作用として、手足症候群や高血圧等の症状が見られることがあります。高血圧への対応は、家庭用血圧測定器などを用いて、定期的に血圧を測定するように説明します。副作用の程度によっては、減量が必要な場合もあります（**表 7.4**）。高脂肪食を食べた後に本剤を内服した場合、血中濃度の低下が報告されているので注意してください。

Point 4 患者さんに確認しよう

A. 他科受診や薬の服用について

①肝動脈塞栓術

肝動脈塞栓術では、心毒性のあるドキソルビシン塩酸塩やエピルビシン塩

表 7.4　ソラフェニブトシル酸塩投与量

	投与量
通常	1日2回、1回400 mg
1段階減量	1日1回、1回400 mg
2段階減量	2日1回（隔日）、1回400 mg

酸塩が使用されることがあります。過去にこれらの治療を受けたことがある患者さんでは、心毒性に注意します。

②ソラフェニブ療法

ソラフェニブトシル酸塩は、CYP3A4やUGT1A9等の薬物代謝酵素で代謝されます。

Point 5 患者さんの質問に正しく答えよう

Q1『ソラフェニブを内服していたら、足の裏が少し赤くなってきたので保湿剤が処方されたのですが、いつ塗ったらいいのでしょうか』

答え：日常生活に支障のでない程度に、こまめに塗布してください。症状が進行すると皮膚に亀裂が入ったり、痛みが生じたりすることがあるので、その場合は、塗り薬をステロイド外用剤に変更することがあります。

Q2『ソラフェニブを食事に関係なく8時、20時に内服しようと決めていたのですが、飲み忘れることがよくあります。朝飲み忘れた薬を昼に飲もうと思っているのですが、夕方の薬はいつ飲んだらいいですか』

答え：お薬の投与を等間隔にすることで、薬効が安定するため、夕方の薬は少し時間を遅らせ、就寝前などにずらすことを提案してください。

Q3『ソラフェニブは食事やサプリメントに注意してください、と説明を受けたのですが、具体的には、どういうものに注意したらいいのですか』

答え：ソラフェニブトシル酸塩の代謝には、CYP3A4という薬物代謝酵素が関与しています。この酵素は薬を代謝するだけではなく、食事やサプリメントなどにも影響を与えます。よく知られているものでは、グレープフルーツジュースやセントジョーンズワートがあります。

[岐阜薬科大学　薬局薬学研究室　助教　横山　聡]

[鈴鹿医療科学大学　薬学部　教授　大井一弥]

第8章 皮膚疾患

概論　皮膚疾患には、アトピー性皮膚炎や接触皮膚炎による湿疹、皮膚炎や、皮膚真菌症等の皮膚感染症、物理・化学的刺激による皮膚障害等があります。皮膚外用薬には、ステロイド薬、免疫抑制薬、抗菌薬および保湿薬等があり、服薬指導を行うためには、それぞれの薬剤特性に応じた情報提供を行う必要があります。

8.1 アトピー性皮膚炎

Point 1 疾患・治療の特徴を理解しよう

A. アトピー性皮膚炎とは

アトピー性皮膚炎は、左右対称性に皮疹が現れ、増悪と寛解（かんかい）を繰り返す湿疹・皮膚炎です。また、皮膚が乾燥しており、かゆみは生じやすく、容易に感染しやすくなっています。アトピー性皮膚炎の特徴の１つとして、強いかゆみがありますが、抗ヒスタミン薬では効きにくく、ステロイド薬をうまく使用する必要があります。

B. アトピー性皮膚炎治療の目標

アトピー性皮膚炎は、完治しにくい疾患のため、症状をうまくコントロールし、生活の質が向上するように治療を行わなければなりません。

(1) 免疫、炎症反応の抑制

炎症反応を抑えるには、ステロイド外用薬が最も有効であり、皮疹の重症度、症状、部位、および年齢に合った薬剤が選択されます。ステロイド外用薬では効果が不十分な場合や、副作用である皮膚萎縮、酒（しゅ）さ様（よう）皮膚炎*の起こりやすい顔などには、タクロリムス水和物軟膏が有効的です。

(2) かゆみ対策

抗ヒスタミン薬、抗ヒスタミン作用を有する抗アレルギー薬を内服しますが、かゆみを完全に抑えることは、容易ではありません。

(3) 乾燥性の皮膚の改善

皮膚をかくために角質バリアーがダメージを起こし、乾燥皮膚が生じています。そのため、保湿性の高いヘパリン類似物質が好んで塗布されます。

> **重要用語の解説**
>
> **【皮膚萎縮】** 皮膚に線状にすじが入ったようになり、皮下の静脈が透けて見えたりします。
>
> **【酒さ様皮膚炎】** 顔に淡い赤みが広がりますが、かゆみはほとんどなく、ピリピリとした灼熱感(しゃくねつかん)を伴う場合が多いのが特徴です。

Point 2 お渡しする薬の特徴を知ろう～主作用と副作用

A. ステロイド外用薬

ステロイド外用薬は抗炎症作用の強さによって、ウイークからストロンゲストまでの5段階に分類されます（**表 8.1**）[1)]。剤形としては、軟膏、クリーム、ローション、テープ剤があります。症状が重い場合は、強めのランクを短期間使用します。軟膏基剤は、あらゆる病変（乾燥病変・湿潤病変）に適応されますが、クリームでは、びらん面への塗布は行われず、ローションは主に被髪頭部・有毛部に用いられます。原則的に、顔面、頸部にはなるべく使用せず、用いる場合でも、可能な限り弱いものを1週間程度の使用にとどめます。また、乳幼児・高齢者では、皮膚からの吸収率を考慮し、弱めのランクが選択されます。ステロイド外用薬による毛細血管拡張や皮膚萎縮等の副作用は、使用期間が長くなるほど起こりやすくなります。長期使用後に突然中止すると、皮膚症状が急に悪化することがあるので、中止や変更は、医師の指示に従うよう指導を行わなければなりません。

B. タクロリムス水和物軟膏

16歳以上に使用可能な0.1％軟膏と、2～15歳児用の0.03％軟膏があり、ストロングクラスのステロイド外用薬と同程度の効力を持ちます。本剤はステロイド外用薬の副作用を軽減する目的で、ステロイド外用薬と併用します。皮膚感染症、びらん、潰瘍面には使用できず、腎障害、妊娠中、魚鱗癬様紅

表 8.1 ステロイド外用薬の分類

薬効	一般名	代表的な製品名
Ⅰ群 ストロンゲスト	クロベタゾール プロピオン酸エステル ジフロラゾン酢酸エステル	デルモベート® ジフラール®、ダイアコート®
Ⅱ群 ベリーストロング	モメタゾンフランカルボン酸エステル ベタメタゾン酪酸エステルプロピオン酸エステル フルオシノニド　など	フルメタ® アンテベート® トプシム®、シマロン®
Ⅲ群 ストロング	デプロドンプロピオン酸エステル デキサメタゾンプロピオン酸エステル デキサメタゾン吉草酸エステル　など	エクラー® メサデルム® ボアラ®、ザルックス®
Ⅳ群 マイルド	プレドニゾロン吉草酸エステル酢酸エステル トリアムシノロンアセトニド アルクロメタゾンプロピオン酸エステル　など	リドメックス レダコート® アルメタ®
Ⅴ群 ウイーク	プレドニゾロン	プレドニゾロン

『アトピー性皮膚炎診療ガイドライン 2009』協和企画[1]より

皮症、2歳以下の乳幼児、光線療法中にも使用できません。

C. 保湿薬

乾燥皮膚等には、保湿性の高い尿素製剤、ヘパリン類似物質、水溶性コラーゲン製剤等を使用します。尿素製剤は亀裂部に刺激となるため、注意が必要です。ヘパリン類似物質や、その他の保湿薬は、いずれも高い水分保持能を持ちながら刺激性が低く、亀裂があっても使用できます。

D. 抗ヒスタミン薬・抗アレルギー薬内服薬

抗ヒスタミン薬の副作用には眠気、集中力の低下、倦怠感があります。また、抗コリン作用により口渇、粘膜乾燥感、尿閉を生じることがあり、緑内障、下部尿路閉塞性疾患のある患者さんには禁忌です。

Point 3 患者さんに必要な情報を正しく伝えよう

A. ステロイド外用薬

使用量が不十分なために、アトピーの炎症が遷延化しているケースが少なくありません。適応量を遵守するように指導することが重要です。外用薬のチューブの口径が5 mmなら、大人の人差し指の先から第1関節まで絞り出した量で、大人の手のひら2枚分となります。

B. タクロリムス水和物軟膏

ほてり感、ヒリヒリ感、痛みやかゆみ等、ステロイド外用薬にはない刺激感が、開始当初みられることがありますが、ほとんどの場合、塗布を続けていると、皮疹の軽快に伴って2～3日以内に軽減します。刺激感は温度差、入浴により増強することがあるので、入浴直後に使用せず、少し時間をあけてから塗布するよう指導するのが望ましいと考えられます。また、がん原性について説明を行い、理解を得ることが義務づけられており、これまでの報告を丁寧に説明し、不安や混乱を与えないような配慮が必要です。

C. 抗ヒスタミン薬内服薬

鎮静性の抗ヒスタミン薬を内服して運転した場合、飲酒運転と同様に危険です。

Point 4 患者さんに確認しよう

タクロリムス水和物軟膏の場合、年齢を確認します。また、妊娠・感染した部位・明らかなびらん面・潰瘍面・光線療法・腎障害の有無を確認します。

抗ヒスタミン薬は副作用に眠気・集中力の低下があるため、職業を確認します。また、緑内障・下部尿閉塞性疾患の有無を確認します。

Point 5　患者さんの質問に正しく答えよう

A. よくある患者さんからの質問

Q1『外用薬の塗り方（単純塗布法）を教えてください』

答え：少量を、指先または手のひらで薄く延ばしながら塗っていきます。やさしく皮膚になじませるように塗ります。きつく擦りこまず、しっとりするくらいが適量です。

Q2『ステロイド外用薬は、身体に害はありませんか』

答え：強いクラスのステロイド外用薬を、毎日大量（1日5～10 g）に長期間塗布し続けない限り、身体への影響はありません。

Q3『ステロイド外用薬を塗布すると、塗ったところが黒くなりませんか』

答え：湿疹の炎症が治まったあと、色素沈着が生じるためであり、ステロイド外用薬を塗布したからではありません。

Q4『重層するとき、塗る順番はありますか』

答え：軟膏同士の重層の場合は、皮膚の上で混ざってしまうので、一般的に塗布順序による効果に差は現れることが少ないことが知られています[2)]。

Q5『保湿薬は、いつ塗るのが効果的ですか』

答え：入浴後10分以内に塗ると、保湿効果は高まります。

B. 患者さんに言ってはいけない言葉

『ステロイド薬は、副作用が出る可能性が高い』

症状に合ったステロイド外用薬が処方されているので、塗布を自己判断してもいいというようにとらえられる指導は、行ってはなりません。

引用・参考文献

1）アトピー性皮膚炎診療ガイドライン2009、片山一朗、河野陽一、pp.55-76、協和企画、2009
2）大井一弥他、ステロイド皮膚外用剤と保湿剤の併用タイミングによるステロイド角層内取り込みへの影響に関する研究、西日本皮膚科 73：248-252、2011

8.2 皮膚真菌症

Point 1　疾患・治療の特徴を理解しよう

A. 皮膚真菌症とは

真菌が皮膚・粘膜へ寄生または腐生（ふせい）して生じる疾患です。表在性皮膚真菌症と深在性皮膚真菌症に大別されます。

B. 皮膚真菌症治療の目標

表在性皮膚真菌症の治療には主に外用剤が用いられ、深在性皮膚真菌症には内服薬が用いられます。

Point 2　お渡しする薬の特徴を知ろう～主作用と副作用

A. 抗真菌薬

外用薬の分類を**表 8.2** に示しました。内服薬にはフルシトシン、ケトコナゾール、イトラコナゾールおよびテルビナフィン塩酸塩があります。抗真菌作用は、細胞膜の構成成分であるエルゴステロールの合成を阻害することによります。

テルビナフィン塩酸塩内服薬の副作用に、重篤な肝障害があります。

Point 3　患者さんに必要な情報を正しく伝えよう

最近の抗真菌外用薬は貯留性、浸透性が良くなり、1日1回の塗布で効果が得られるようになりましたが、手や、おむつをする患者さんの臀部や外陰部など、1日に数回洗浄する部分には、2～3回塗布しなければならないことがあります。また、足白癬の場合、足底全体に塗るには1日 0.5～1 g 程度が必要であり、1か月では 15～30 g となります。

イトラコナゾールのカプセル製剤は吸収において、食事による影響が大きいため、食直後に内服する必要があります。テルビナフィン塩酸塩は、内服

表 8.2　抗真菌外用薬の分類

系統	一般名	商品名	剤形			
			クリーム	液・ローション	軟膏	スプレー
イミダゾール	ラノコナゾール	アスタット®	○	○	○	—
	ルリコナゾール	ルリコン®	○	○	—	—
	ネチコナゾール塩酸塩	アトラント®	○	○	○	—
	ケトコナゾール	ニゾラール®	○	○	—	—
	ビホナゾール	マイコスポール®	○	○	—	—
チオカルバミン酸	リラナフタート	ゼフナート®	○	○	—	—
アリルアミン	テルビナフィン塩酸塩	ラミシール®	○	○	—	○
ベンジルアミン	ブテナフィン塩酸塩	メンタックス®、ボレー®	○	○	—	○
モルホリン	アモロルフィン塩酸塩	ペキロン®	○	—	—	—

『薬物治療学』（2011 年 1 版）南山堂、p.682 より

開始から 2 か月間は、月に 1 回の肝機能検査を受ける必要があり、その後も定期的に肝機能検査を受ける必要があります。内服中に食欲不振、倦怠感、皮膚や目が黄色くなった場合は、ただちに医師もしくは薬剤師に連絡するよう指導する必要があります。

Point 4　患者さんに確認しよう

A.　併用薬に関する情報収集

イトラコナゾールは、H_2 受容体拮抗薬やプロトンポンプ阻害薬との併用により、イトラコナゾールの吸収が著しく低下することが報告されています。また、CYP3A4 を阻害することで、同酵素で代謝を受ける併用薬の代謝が妨げられることから、併用が禁忌となっている薬剤があります。

Point 5　患者さんの質問に正しく答えよう

A. よくある患者さんからの質問

Q1『水虫の症状がよくなっても、使い続けるように言われました』

答え：かゆみが消失したら使用をやめてしまう場合がありますが、中止するとすぐに再燃してきます。菌が消失したようでも、1か月程度は使用してください。

Q2『水虫の薬を塗って、靴下を履いても大丈夫ですか』

答え：靴下着用の是非はさまざまですが、かさかさしたタイプでは、外用薬の吸収を高めるために、塗布した後2～3時間、5本指の綿の靴下を履くようにしてください。

Q3『足白癬にステロイド外用薬が処方されました』

答え：抗真菌外用薬で接触皮膚炎を起こす頻度が1～2%あり、接触皮膚炎を生じた場合は、ただちにその抗真菌外用薬の使用を中止し、ステロイド薬による治療が行われることがあります。

B. 患者さんに言ってはいけない言葉

①『患部に塗布してください』

白癬菌は非病変部にも付着しているので、病変部周囲も含めて塗布する必要があります。足白癬では、最初の2週間は足底全体および全趾間への塗布を指導することがあります。

②『なかなか治らないですよ』

皮膚真菌症は清潔な皮膚を保ち、外用薬や内服薬を適正に使用することで、以前に比べて治療効果が高まっています。

8.3　その他の代表的な皮膚疾患

A. 蕁麻疹（じんましん）

蕁麻疹は、皮膚の浅い層に大小さまざまな部分的なむくみが現われ、強いかゆみを伴う症状のことをいいます。突発性の蕁麻疹では、対症的な薬物治療が重要ですが、特定刺激により皮疹を誘発する蕁麻疹では、原因・悪化因子に対する対策がより重要です。

H_1 受容体拮抗薬などで治りにくい蕁麻疹に対して、H_2 受容体拮抗薬が併用処方されることがあります。『蕁麻疹・血管性浮腫の治療ガイドライン』(日本皮膚科学会雑誌) では、難治性の蕁麻疹の補助的治療薬の1つとして推奨されています。

B. 接触皮膚炎

皮膚に接触した物質が原因で発生した、湿疹のことをいいます。接触した物質の刺激による場合と、アレルギーによる場合の2つがありますが、接触皮膚炎の分類には関係なく、ステロイド外用薬による治療を行います。また、かゆみに対しては抗ヒスタミン薬、抗アレルギー薬の内服治療を行います。

C. 光線過敏症

健常人では何ら変化を起こさない程度の光線照射により、皮膚症状や全身症状を生じる疾患群です。

皮疹に対してはステロイド外用治療が行われ、予防は接触源の除去と遮光を行うよう指導する必要があります。すべての光線過敏症でサンスクリーン剤が有効とは限らず、特に日光蕁麻疹、ポルフィリン症ではサンスクリーン剤が効かないことがあるので、衣類等による物理的遮断を行うよう指導しなければなりません。日光蕁麻疹による瘙痒に対しては抗ヒスタミン薬、抗アレルギー薬の内服治療が行われます。

[鈴鹿医療科学大学　薬学部　准教授　林 雅彦]

[鈴鹿医療科学大学　薬学部　教授　大井一弥]

第9章 精神・神経

概論

現代は社会情勢、経済状態に行き詰り感があり、精神疾患を患う人たちが徐々に増えてきています。精神科で用いられる薬物群は他の薬物群と比べても副作用の発現率が高く、これらのお薬群はできるだけ扱うことを避けたいと考えている方々も多いのではないでしょうか？　しかし、精神単科の病院などで勤務していなくても、ほとんどの医療従事者は向精神薬に関与しなくてはいけないでしょう。

この章では、精神科の二大疾患である“統合失調症”と“うつ病”、高齢化社会のなかで大きな問題となっている“認知症”、他の精神科疾患との合併が多い“睡眠障害”の、４つの疾患について解説していきます。

9.1 統合失調症

Point 1 疾患・治療の特徴を理解しよう

A. 統合失調症とは

統合失調症は、約1%と非常に高い罹患率の精神病です。その全容がいまだにわかっておらず、現在示されている発症機序はすべて仮説に基づいています。そのため、治療薬である抗精神病薬の作用機序も詳細は不明な点が多く、統合失調症に対する薬物使用は、学術的な知識とともに、臨床での多くの経験が求められています。

B. 統合失調症の発症機序仮説

図 9.1 に、統合失調症に深く関与しているドパミン（DA）神経系を示しました。DA神経系には、4つの神経の束があることがわかっています。

統合失調症発症時には、中脳辺縁系が活性し、陽性症状*が引き起こされます。一方、中脳皮質系では機能低下が起こり、認知障害*や陰性症状*が生じます。

抗精神病薬を投与すると、DA受容体が遮断されて陽性症状が改善します。しかし一方では、もともと機能が低下している中脳皮質系が抑制されて認知

図 9.1　脳内のドパミン神経系

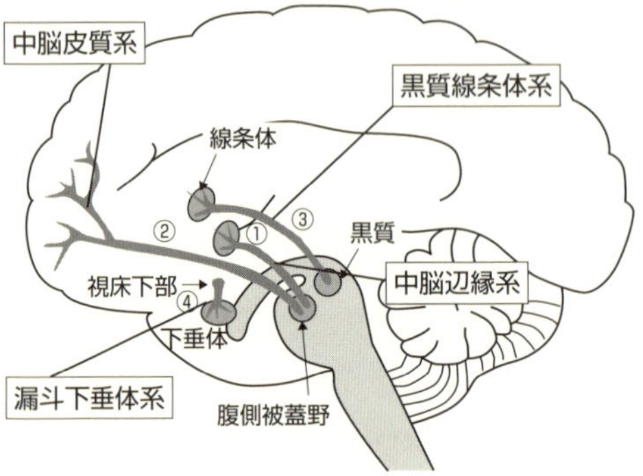

①中脳辺縁系：
　陽性症状*に関与
②中脳皮質系：
　認知障害*、陰性症状*に関与
③黒質線条体系：
　錐体外路症状に関与
④漏斗下垂体系：
　血漿プロラクチンに関与
（*「重要用語の解説」参照）

脳内ドパミン神経系には４経路あり、それぞれ独自の働きをしており、統合失調症の発症および副作用発現に、大きく影響すると考えられています。
(Weinberger, D. R. : Implications of normal brain development for the pathogenesis of schizophrenia. Arch. Gen. Psychiatry 44 : 660–669, 1987 を参考に著者作成)

重要用語の解説　統合失調症の各症状について、簡単に説明します。

【陽性症状】 急性期に多く見られます。
・そこに実在しないのに声や音が聞こえたり、ものが見えたりする（幻聴・幻覚）。
・現実にはありえない、誤った考えを信じ込んでしまったりする（妄想）。
【陰性症状】 慢性期に多く見られます。
・喜怒哀楽を示さなくなる（感情平板化）。
・身だしなみに気を使わなくなったり、気力・やる気がなくなる（意欲欠如）。
【認知障害】 初期から発現します。
・即時記憶障害、想起障害、注意の配分と集中力の障害、さまざまな失認。

機能や陰性症状が悪化し、それまでほとんど影響されていなかった黒質線条体系や漏斗下垂体系が抑制され、重大な副作用である錐体外路症状や高プロラクチン血症（p.218 参照）が引き起こされてしまいます。

C. 治療の目標

統合失調症における陽性症状、陰性症状、認知障害を改善して、社会生活に適応していくことが大きな目標です。

以前は、それらの症状を完全になくすために、種々の症状に合わせて多種類の抗精神病薬を加えていく多剤大量療法が行われていました。患者さんは多剤による多くの副作用に苦しめられ、また、強い鎮静をかけられて、入院を主体とした治療を余儀なくされていました。

しかし最近では、1996年以降に登場してきた第二世代抗精神病薬を中心に、単剤～2剤程度のシンプルな処方が主流となってきました。このような処方によって、従来の錐体外路症状や過鎮静などの副作用が激減して、社会復帰や社会のなかで健常な生活ができるようになってきました。

Point 2 お渡しする薬の特徴を知ろう～主作用と副作用

A. 第一世代抗精神病薬の副作用

第一世代抗精神病薬は、ドパミン受容体に対する拮抗作用を主体にした薬剤群です。ドパミン受容体を遮断することで陽性症状は改善できますが、陰性症状・認知機能は悪化することが多く、また、錐体外路症状や高プロラクチン血症等の副作用が頻発していました。現在では、治療薬としての主役の座を第二世代の抗精神病薬に譲っています。

第一世代抗精神病薬で、特に発現率の高く重篤な副作用としては、次のようなものがあります。

(1) 錐体外路症状 (EPS)

黒質線条体系におけるドパミン受容体の強力な遮断作用によって引き起こされる副作用で、以下のような症状が見られます。原因薬剤の減量や中止が基本的な対策ですが、ときには抗コリン薬が使われる場合もあります。

- **アカシジア**：ソワソワ感を伴って、椅子に座っていられないなどの衝動行為がある。
- **アキネジア**：運動失調が起こると同時に、筋固縮も見られる。アキネジアに振戦が伴うと、パーキンソニズムと呼ばれる状態になる。
- **ジストニア**：体や首の傾き、顔面や手足の突っ張り・捻転、奇妙な姿勢などが特徴的。急性期に、眼球上転や舌の突出などが見られることもある。
- **ジスキネジア**：口の周りのもごもごや舌の前後の動きなど、不規則な動きがある。慢性的な遅発性ジスキネジアに移行すると、治療が非常に困難になる。抗コリン薬の投与は無効～悪化で、対応は抗精神病薬の減量・中止または他の抗精神病薬への切り替えがすすめられる。

ミニメモ　抗精神病薬以外による薬原性錐体外路症状

錐体外路症状は、抗精神病薬以外でも鎮吐薬、カルシウム拮抗薬、抗アレルギー薬等の薬剤でも発現することが知られています。

(2) 悪性症候群

初期症状としては、解熱鎮痛薬に反応しないような高熱や筋強剛、振戦などが現れます。重篤な場合には、死に至ることもあります。

(3) 抗コリン性副作用

ムスカリン1 (M_1) 受容体の遮断作用によって引き起こされる副作用です。抗コリン薬でも高頻度で起こることが知られています。特に、口渇、便秘、尿閉、認知障害は高頻度に見られ、患者さんのQOLを大きく低下させます。

(4) 高プロラクチン血症

ドパミン受容体遮断作用を有する薬剤では、血中プロラクチンの量が上昇し、月経異常、乳汁分泌、射精障害などが引き起こされることがあります。

スキルアップメモ　薬原性EPS（錐体外路症状）とパーキンソン病の違い

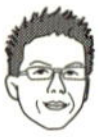

薬によって引き起こされる薬原性EPSと、内因性のパーキンソン病は、とても似た症状が見られます。後者が内因性脳疾患の疾病であるのに対し、前者は外因性の症候群です。薬原性EPSは、黒質線条体のドパミン受容体を薬剤によって強制的に遮断することによって引き起こされます。このため、治療薬として、パーキンソン病ではドパミン受容体刺激薬と抗コリン薬の両方を使うことができますが、薬原性EPSでは、理論上ドパミン受容体刺激薬は無効になります。ドパミンを刺激しようとしても、ドパミン受容体がふさがっているためですが、薬原性EPSでドパミン受容体刺激薬を使用しないのは、精神症状悪化のほうが大きな理由とされています。

B. 第二世代抗精神病薬について

第二世代抗精神病薬はドパミン受容体遮断作用のほかに、それぞれ次のような作用を持っていて、第一世代抗精神病薬の欠点を補っています。

(1) 第二世代抗精神病薬の作用

①セロトニン2A受容体 ($5\text{-}HT_{2A}$) 拮抗作用

黒質線条体や中脳皮質系では、セロトニン神経系はドパミン神経系におけるドパミンの遊離を抑制しています。セロトニン2A受容体拮抗作用によってドパミン遊離抑制作用が遮断されることでドパミンがたくさん放出され、ドパミン受容体遮断作用をやわらげることができます。その結果として、錐体外路症状、薬剤誘発陰性症状・認知障害が、それぞれ軽減されると考えられています。この作用を持つ薬剤は、リスペリドン、パリペリドン、ブロナンセリン、ペロスピロン塩酸塩水和物、クロザピン、クエチアピンフマル酸塩、オランザピン等です。

②多種受容体結合作用

ヒスタミン1（H_1）受容体、ムスカリン1（M_1）受容体、ノルアドレナリン α_1 受容体など、種々の受容体に結合することで、静穏作用等の陽性症状抑制作用を担保しています。一方、ドパミン受容体に対する親和性は弱く、そのためにドパミン受容体由来の副作用である錐体外路症状や、高プロラクチン血症は軽減されています。この作用を持つ薬剤は、クロザピン、クエチアピンフマル酸塩、オランザピン等です。

③ドパミン受容体パーシャルアゴニスト（ドパミン受容体部分作動作用）

ドパミン受容体に結合しますが、弱いアゴニスト作用も持つために、ドパミン受容体由来の副作用である錐体外路症状や、高プロラクチン血症は軽減されています。この作用を持つ薬剤はアリピプラゾールです。

(2) 第二世代抗精神病薬で問題になる副作用

第一世代抗精神病薬で示した副作用は、第二世代抗精神病薬では頻度が低くなっているものの、注意は引き続き必要です。特に、高プロラクチン血症は、脳への移行性の低いリスペリドンやパリペリドンでは、高頻度で現れることが知られています。また、体重増加や血糖値上昇は、第二世代抗精神病薬で比較的注意が必要である副作用です。

Point 3　患者さんに必要な情報を正しく伝えよう

A. 飲み忘れへの対処

統合失調症の患者さんは病識がないことが多く、服薬に消極的になる傾向があります。そのため、個々の患者さんに合った投与方法を提案することは、服薬率向上の大事なポイントになると考えられます。患者さんのライフスタイルを考慮しながら、服薬回数、服薬タイミングなどを提案していきましょう。

速やかに溶けてしまう口腔内崩壊錠、ザイディス錠（ラムネ菓子のような錠剤）や液剤などの選択によって、コンプライアンスが向上することもあります。吸収が速い薬剤の液剤を使用することで、精神不安定時に屯用で用いていた注射の使用頻度が抑制されてきています。また、コンプライアンスの向上や、より高い社会適応を目指すために持続性注射薬（デポ剤）が使われることも多くなりました。現在、２週間から１か月、作用が持続する製剤があります。

Point 4 患者さんに確認しよう

保険薬局などでは、注射剤やデポ剤使用の情報の入手は困難ですが、患者さんの服薬されている抗精神病薬の全体量を確認するうえで、とても重要なことです。注射についての情報もできる限り確認していきましょう。

統合失調症の患者さんでは、服薬中断率が高いため、服薬に対する訴えが確認できた場合には、薬剤師から、もしくは患者さんを介して主治医に情報を伝えるようにしましょう。

Point 5 患者さんの質問に正しく答えよう

A. よくある患者さんからの質問

Q1『抗精神病薬の影響で、身体合併症は発症するのでしょうか（薬のせいで太ったり、血糖値が上がったりするのでしょうか）』

答え：抗精神病薬を服用されている患者さんでは、肥満、メタボリックシンドローム、循環器障害、肝機能障害等、身体合併症の発症リスクが比較的高くなると言われています。受診の際には、身体や気分の変化など、些細なことでも医師や薬剤師に相談するように指導することが必要です。

B. 患者さんに言ってはいけないこと

①患者さんは病気のために妄想をもったり、ありもしない幻覚を見たり聞いたり、さらには思考のまとまりがなくなるために奇異な言動、行動をすることがあります。しかし、それは病気のためで、治療によって安定していれば、精神的健常人と何ら変わらない生活ができるようになります。**差別的な**

対応や偏見のある態度・言動は絶対に避けてください。

②抗精神病薬が、適応外で使用されるケースが増えています。例えば、双極性障害の躁状態･うつ状態、うつ病、認知症の周辺症状（BPSD）、不眠症、などに抗精神病薬が使われることもあり、「統合失調症のお薬です」と伝えた場合に、「お医者さんから聞いた病名と違います」という反応になることもあります。**患者さんの背景がはっきりとわからない時には、断定的な表現は避けることが必要です。**

引用・参考文献
1）久米明人 他、臨床精神薬理 4（10）、p.1451、2001
2）内藤　宏 他、臨床精神医学 32（5）、p.490、2003

Part Ⅲ 疾患別服薬指導

9.2 うつ病

Point 1 疾患・治療の特徴を理解しよう

A. うつ病とは

うつ病とは、日常的なストレスからくる悲しみが重なって、不安・憂うつな気分などの心の状態がいつまでも回復せず、日常生活に支障をきたしてしまう病気です。

WHO（世界保健機構）の調査では、世界人口の3～5%がうつ病で、全精神疾患中、最も患者数が多いといわれています。また、生涯罹患率は15%程度で、自殺への関与が高いといわれています。

そして、うつ病は“気分障害”という疾患に分類され、大まかに分けると次に2つになります。

①大うつ病

その中には、従来からみられる典型的なうつ病としてメランコリー型うつ病があり、“がんばれ”という言葉は禁句とされています。最近では現在うつ病、新型うつ病などとも呼ばれる病態（ジスチミア型うつ病と呼ばれることもある）もあり、このタイプではメランコリー型と違って“がんばれ”という後押しが必要な場合も多くみられます。抗うつ薬への反応性がメランコリー型に比べて低く、抗不安薬、気分安定薬、抗精神病薬などを使用することがあります。

②双極性障害

気分の波が（精神的）健常者よりも大きく、躁状態とうつ状態を繰り返す病気で、躁うつ病といわれることもあります。気分安定薬（炭酸リチウム、バルプロ酸ナトリウム、カルバマゼピン、ラモトリギン）を主体に使用していきますが、抗精神病薬などを使用することもあります。うつ病のなかで薬に反応しにくい難治性うつ病が２～３割程度存在しているといわれていますが、その大部分が双極性障害ではないかとの考えもあります。

ここからは、メランコリー型のうつ病について主に解説し、“うつ病”とは“メランコリー型うつ病”を示すようにします。

（1）うつ病の発症メカニズムと身体症状

うつ病では神経伝達物質のうち、セロトニンとノルアドレナリンが深くかかわっていることがわかっています。うつ病になると、セロトニンやノルアドレナリン神経におけるそれぞれの神経伝達物質の放出量が減り、その結果受容体数が増えてきます（**図 9.2**）。

（2）抗うつ薬の効く理由

抗うつ薬は、神経と神経の間のセロトニンやノルアドレナリンを増やすため、受容体数が少なくなって（ダウンレギュレーション）、もとの状態に戻ります（**図 9.3**）。

しかし、抗うつ薬の一部や電気痙攣ショックでは、この現象が起きないという報告が多くみられています。また、ダウンレギュレーションは１～２日で起こるのに対して、抗うつ効果は発現に７～10 日かかるなど、矛盾点が指摘され、海馬神経再生の関与の可能性も示唆されています[1)]。

Point 2　お渡しする薬の特徴を知ろう～主作用と副作用

A. 代表的な治療薬と副作用について

三環系抗うつ薬は、セロトニンおよびノルアドレナリンの再取り込みを阻害して、抗うつ効果を示します。しかし、M_1 受容体に対する抑制作用が強く、口渇、尿閉、便秘等の末梢の副作用、認知障害等の中枢の副作用が強く現れ

図 9.2　うつ病の発症メカニズム

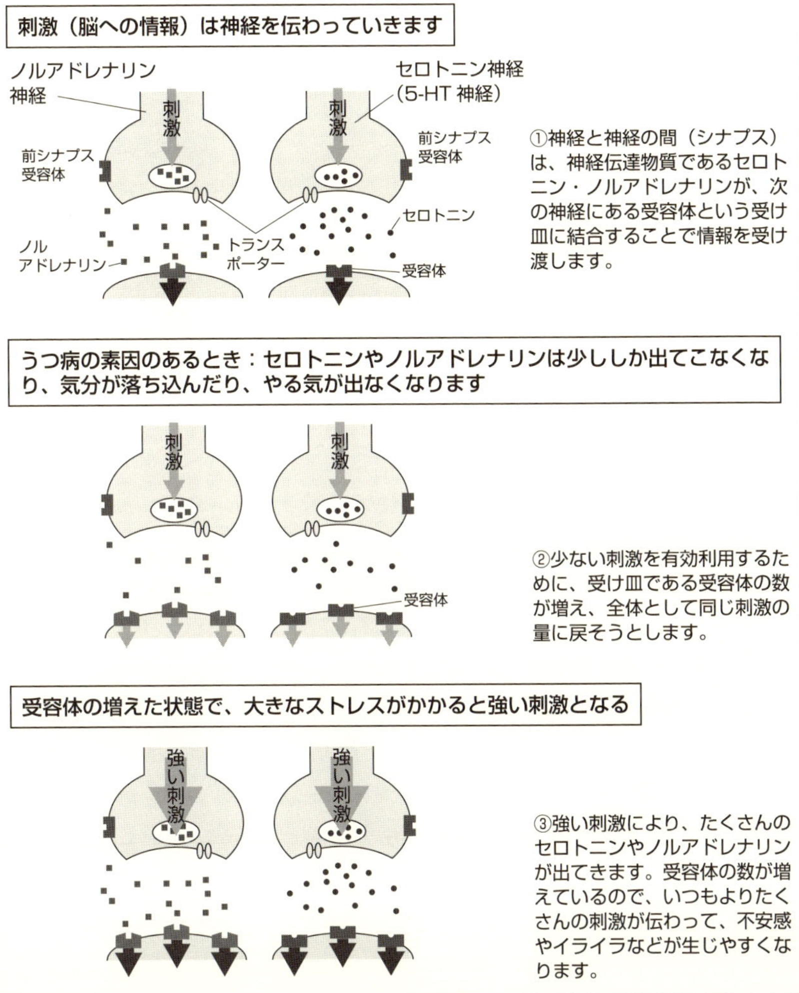

刺激（脳への情報）は神経を伝わっていきます
ノルアドレナリン神経
セロトニン神経（5-HT 神経）
刺激
刺激
前シナプス受容体
前シナプス受容体
ノルアドレナリン
トランスポーター
セロトニン
受容体
①神経と神経の間（シナプス）は、神経伝達物質であるセロトニン・ノルアドレナリンが、次の神経にある受容体という受け皿に結合することで情報を受け渡します。
うつ病の素因のあるとき：セロトニンやノルアドレナリンは少ししか出てこなくなり、気分が落ち込んだり、やる気が出なくなります
刺激
刺激
受容体
②少ない刺激を有効利用するために、受け皿である受容体の数が増え、全体として同じ刺激の量に戻そうとします。
受容体の増えた状態で、大きなストレスがかかると強い刺激となる
強い刺激
強い刺激
③強い刺激により、たくさんのセロトニンやノルアドレナリンが出てきます。受容体の数が増えているので、いつもよりたくさんの刺激が伝わって、不安感やイライラなどが生じやすくなります。

ます。また、H_1 受容体抑制作用による体重増加も発現することがあります。さらに、α_1 受容体にも強い抑制作用を持つために、大量投与によって循環器系を抑制し、死に至らしめる危険性を持っています。

SSRI および SNRI は、それぞれセロトニンおよびセロトニン＋ノルアドレナリンのトランスポーターへの選択性が高く、その他の受容体作用が少な

図 9.3　抗うつ薬の作用

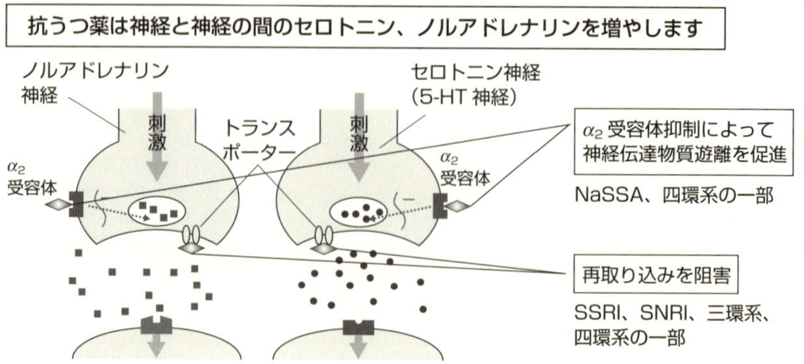

シナプス間隙のセロトニン・ノルアドレナリンの量が増えることで、受容体は数を減らして、もとの状態に戻ります。

いために、三環系に比べて副作用が大幅に軽減されています。一方で、鎮静が少ないため、イライラ・不安感・不眠・アクチベーションシンドローム・退薬症候群（後述の副作用（中止後発現症状））などが三環系に比べて発現しやすいといわれています。

四環系抗うつ薬であるミアンセリン塩酸塩、セチプチリンマレイン酸塩は、α_2 受容体遮断作用を介してセロトニン・ノルアドレナリン系を賦活すると考えられていますが、α_1 受容体遮断作用がセロトニン神経系を抑制するために、他剤に比べて抗うつ作用は強くありません。また、H_1 受容体抑制作用が眠気を引き起こすために、睡眠作用を期待して不眠の改善に使用される場合もあります。

ミルタザピンは、それらの四環系抗うつ薬の欠点の1つの α_1 受容体阻害作用を持たないため、四環系に比べてしっかりとした抗うつ効果を示します。

B. 抗うつ薬による主な副作用

セロトニン症候群：抗うつ薬による、脳内のセロトニン系の活性化によって発現する症状群です。精神変調（錯乱、軽躁）、焦燥、ミオクローヌス、発汗、悪寒、振戦、発熱の症状が発現した場合にはセロトニン症候群が疑われます。

中止後発現症状：1か月以上、抗うつ薬を服用した後に急速中断することで、1～2日以内で生じやすい症状群です[2)]。吐き気、嘔吐、下痢、頭痛、めまい、倦怠感、睡眠障害、そわそわ感、躁状態等がみられます。三環系抗うつ薬中止後の発現症状は抗コリン薬によって軽快し、SSRIの身体症状は無処置で短期間に消失する可能性があります。重篤性が高い場合には、いったん減量前の用量まで増量することで軽快することがあります。

抗コリン作用：三環系や四環系抗うつ薬で多く見られる副作用です。コリン受容体に対する作用が減ったSSRI、SNRI、NaSSAでは、発現率が低くなっています。症状は、抗精神病薬の副作用の項（p.218）を参照してください。

体重増加：抗ヒスタミン作用を持つ薬剤（三環系、四環系、NaSSA等）では、過食につながることがあります。投与1週間以内に体重増加が見られる患者さんでは、その後も増加し続ける可能性が高いといわれています[3)]。

性機能障害：射精遅延、勃起不全、オルガニズム遅延等が、投与量に比例して現れることがあります。

Point 3 患者さんに必要な情報を正しく伝えよう

A. コンプライアンスを高める工夫

①患者さんの話に傾聴すること

多くのうつ病の患者さんは、強い不安感を抱えています。対応の初期には、患者さんの背景にある身体、精神、家族歴等の情報収集を行い、患者さんの不安感の原因を確認しておくことが重要です。

②治療に対して向き合うこと

うつ病治療の重要な第一歩は、患者さんにうつ病を自覚させ、治療に前向きにさせることです。そのことで薬物療法への理解が高まります[4)]。

B. 患者さんに必ず伝えること

副作用を事前に説明することによって、患者さんとスタッフとの信頼関係が良好になり、副作用発現の抑止力になる場合もあります。しかし、うつ病の患者さんが薬剤に対する不安感や不信感を強く持っている場合には、副作用の説明の仕方や、内容を工夫することが望まれます。

Point 4　患者さんに確認しよう

抗うつ薬では、セロトニンやノルアドレナリン神経系が過剰に活性化されて副作用が起こることがあります。初期にイライラ、不安感や不眠が高頻度でみられますので、患者さんのそういった訴えや、普段と違う状態を確認していくようにしましょう。

Point 5　患者さんの質問に正しく答えよう

A. よくある患者さんからの質問

Q1『いつまで薬を服薬し続けなければならないのですか』

答え：うつ病の症状は、いったん安定しても再燃することがあり、抗うつ薬の早すぎる中止が、再発の最も多い原因とされています。病状が安定しても、初発の場合には3～6か月程度、再発の場合には6か月～1年程度、抗うつ薬を継続投与する持続療法が実施されます（**図9.4**参照）。

Q2『薬を飲み始めたのですが、効果が実感できません』

答え：一般的な薬剤と異なり、効果が発現するまでに1～2週間、効果が実感できるまでに1～2か月程度かかります。また、気分を変えていくお薬ですので、回復速度もゆっくりとしています。数か月単位で振り返ると、“あの頃よりは調子は良いです”と、多くの方が効果を認識されます。

B. 患者さんに言ってはいけない言葉

処方中に、スルピリドやその他の非定型抗精神病薬などが入っている場合、「うつ病とは異なった疾病に対する治療が行われているのではないか」、という不安を訴えられることがあります。スルピリドについては、150 mgでは胃・十二指腸潰瘍、150～300 mgではうつ病・うつ状態、300 mg以上で統合失調症に使用されます。第二世代抗精神病薬も、海外で精神病症状を伴ううつ状態に使われることがあり、そのことを受けてわが国でもうつ状態に対する有効性を期待して使用される場合があります。医師からその旨の説明を受けていると思われますが、今後はそのような問い合わせを、患者さんから受ける機会が増えるかもしれません。

患者さんへの説明例

うつ病を、歩いていて突然落とし穴に落ちた状態と考えてみます（a)。発症の原因は人それぞれですが、さまざまなストレスが主なものです。薬は、苦しい状態（b）に対してあげ底のような役割をして、少し楽な状態にしてくれます（c)。あわせて精神療法を受けることで、だんだんと状態が回復してきます（d）が、途中で薬をやめるとあげ底がなくなり、もとの苦しい状態に戻ってしまいます（再発）(e)。薬をやめるには足元がしっかり固まり、足元が安定している（f）ことが必要ですが、そのことは主治医に判断してもらいましょう。今の状態が良いのであれば、そのお薬はあなたに合っていて、再発を予防する役割を担ってくれています。運悪く再発しても、症状は軽くてすみますので、服薬を続けることをお勧めします。お薬をやめるときがきたら、主治医としっかり話し合って、スケジュール通りに減量･中止していきましょう。

図 9.4　うつ病患者さんへ病態を説明するときに使う図

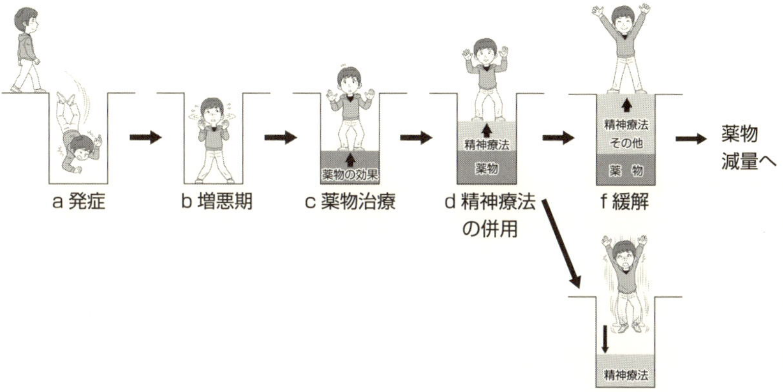

（資料：三輪高市；薬局 58（3）．123-126、2007）

引用・参考文献

1）尾鷲登志美、大坪天平、期待される新規作用機序の抗うつ薬．臨床精神薬理 10：1987−1997、2007

2）Dilsaver S. C., Greden J. F., Antidepressant withdrawal phenomena. Biol. Psychiatry 19 : 237−256, 1984

3）Himmerich H. et al., Early prediction of changes in weight during six weeks of treatment with antidepressants. J. Psychiatr. Res. 38 : 485−489, 2004

4）上島国利、実地医家が知っておきたい抗うつ薬の知識と使い方：8−15、ライフサイエンス、東京、1993

9.3 認知症

Point 1 疾患・治療の特徴を理解しよう

A. 認知症とは

認知症とは、「いったん正常に発達した知的機能が持続的に低下し、社会生活に支障をきたすようになった状態」です。認知症は単なる老化現象とは違い、いろいろな原因から、記憶障害とそれ以外の認知機能障害*（失語、失行、失認、実行機能障害等）を呈する疾患です。

認知症は、その病態の違いから、①アルツハイマー型認知症、②脳血管型認知症、③レビー小体型認知症、④前頭側頭型認知症（ピック病等）、の4つに大別されます（実際にはもっと細かく分類されますが、この4つを知っておけば、ここでは十分です）。

認知症に対する薬物治療は、アルツハイマー型認知症にしか保険適応がありません（2012年現在）。そこで、本書ではアルツハイマー型認知症に対する薬剤の解説を中心に行います。

重要用語の解説

【認知機能障害】 認知機能とは、**図9.5**のように各種情報（視覚・聴覚・味覚・嗅覚・触覚の五感を介した情報）の入力と、言語・各種行動などの出力の間をつなぐ、脳の中で行われている知的機能を総称した言葉です。認知症では、認知機能が障害されるためにこの病名がつけられていますが、多くの精神疾患でも認知機能が障害されることがあります。認知機能障害は、中枢に影響する薬剤全部にかかわり得る症状です。

図9.5 認知機能

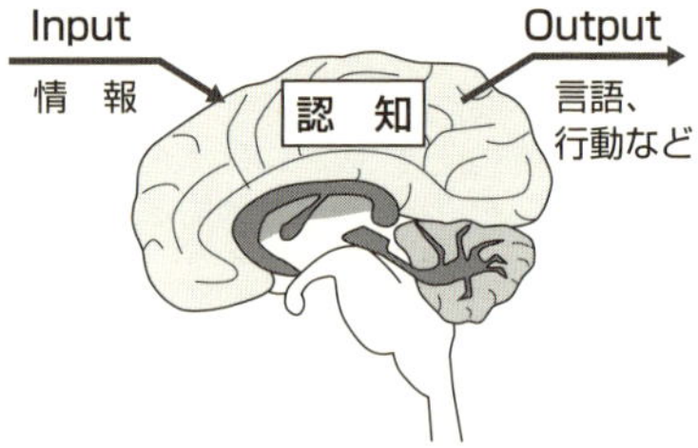

B. 治療の目的

認知症治療薬は、症状の進行を止める役割をします。脳機能を劇的に改善することはありませんが、日常生活機能を改善することで、患者さんのQOLの改善や介護者の負担軽減が期待できます。薬物治療の有用性や効果の実感を伝えていくことが、目的の1つになります。

周辺症状（p.231）に対する薬剤は、患者さんの日常活動を改善する目的で投与され、患者さんのQOLの向上、介護者の負担軽減が期待されます。

C. 疾患・治療の特徴

(1) アルツハイマー型認知症

アルツハイマー型認知症は、βアミロイド蛋白の蓄積、タウ蛋白のリン酸化を介して神経が障害されますが、その延長上で海馬などのアセチルコリン神経の機能低下や、神経脱落が引き起こされます（**図 9.6**）。

(2) 脳血管障害性認知症

脳梗塞や脳出血等の脳血管障害が引き金になって、認知障害が起こる疾患です。アルツハイマー型の病態が比較的、直線的に進行するのに対して、脳血管障害性では血管障害のイベントに伴って、階段状態に悪化します（**図 9.7**）。障害された脳の部位によって、特徴的な神経症状が発現します。チアプリド塩酸塩、ニセルゴリン等が、治療に用いられます。また、脳梗塞の再

図 9.6 アルツハイマー病の発症機序

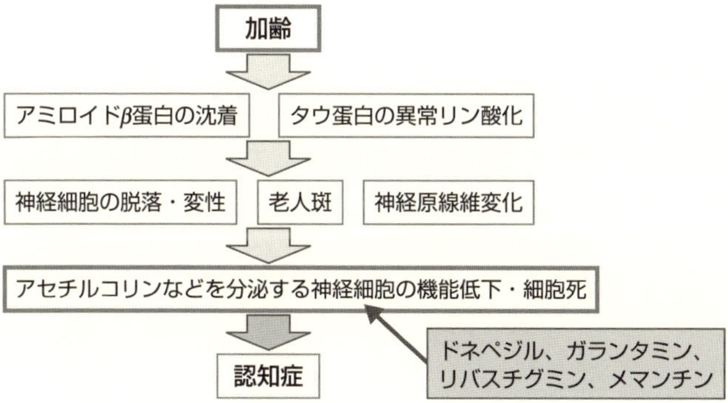

（参考：中村　祐：処方の教室；認知症．レシピ別冊 9（3）、2010 を著者一部改変）

図 9.7　アルツハイマー型および脳血管障害性認知症の相違

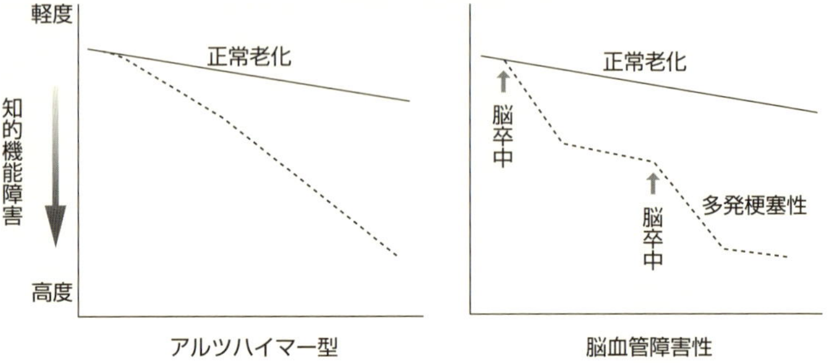

発を予防するために、抗凝血薬など循環器関連の薬剤が併用されることもあります。

(3) レビー小体型認知症

病理的には小脳を中心にレビー小体が出現し、症状的にはパーキンソニズム（振戦、筋のこわばり、動作が鈍くなる、他）などの錐体外路症状、およびはっきりとした幻覚の発現することを特徴としています。保険適応外ですがドネペジル塩酸塩などが使用されることがあります。

(4) 前頭側頭型認知症

脳組織中にピック球といわれる細胞が出現し、急に非社会的な行為（万引き、痴漢など）を行い始めることが特徴です。薬物治療的にはドネペジル等のコリンエステラーゼ阻害薬が奏効しない、もしくは悪化させるといわれています。

D. 認知症の症状

症状は、中核症状と周辺症状（BPSD ; Behavioral and Psychological Symptoms of Dementia）に分けることができます（**図 9.8**、**表 9.2**）。

図 9.8　認知症の症状

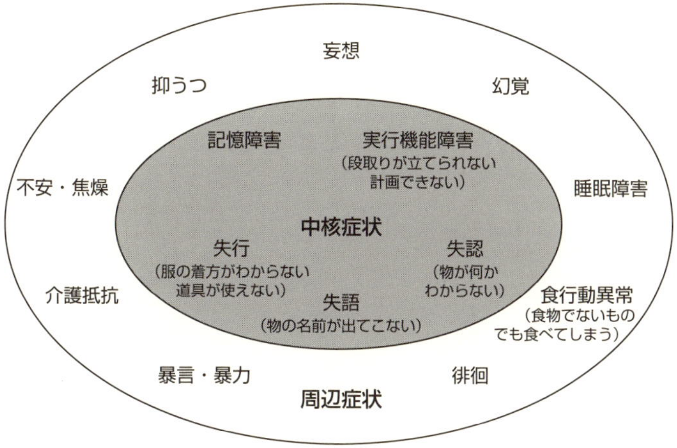

表 9.2　中核症状と周辺症状の違いおよび特徴

●中核症状
・記憶障害、認知障害、人格変化など、脳の器質・機能変化が大きく反映した障害
・程度の差はあれ、すべての患者さんにみられる
・疾患の進行とともに悪化する

●周辺症状（BPSD）
・神経症状、行動障害など、中核症状から派生した障害
・症状が見られない患者さんもいる
・疾患の重症度（進行）と比例しない

Point 2　お渡しする薬の特徴を知ろう～主作用と副作用

A. 中核症状に対する治療薬

(1) 各薬剤の作用機序

①アセチルコリンを分解するコリンエステラーゼを阻害して、アセチルコリン神経の活性化を目的とする薬剤：ドネペジル塩酸塩、ガランタミン臭化水素酸塩、リバスチグミン。

アセチルコリン（ACh）の加水分解酵素であるアセチルコリンエステラーゼ（AChE）を阻害することによってAChの分解を抑制し、脳内でのACh濃度を高め、コリン作動性神経の神経伝達を活発にします（**図 9.9**）。ドネ

図 9.9　コリンエステラーゼ阻害薬の作用機序イメージ

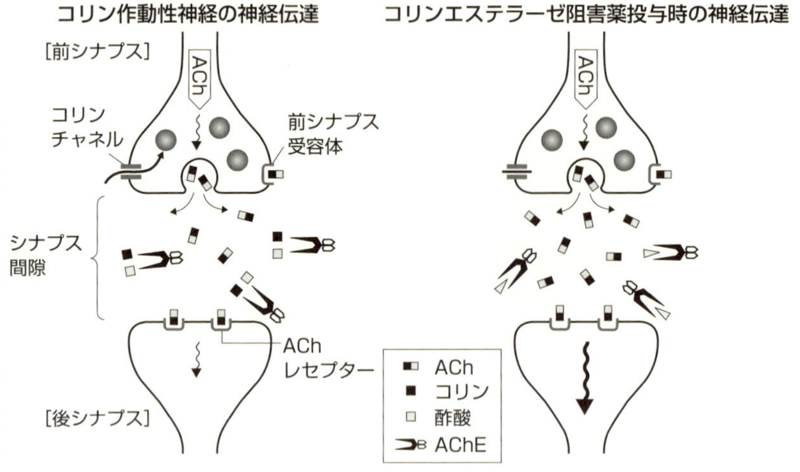

ペジル塩酸塩が最初に開発され、ガランタミン臭化水素酸塩はアセチルコリンエステラーゼ阻害作用に加えて、ニコチン受容体の親和性を増加させるアロステリックな調節作用を持っており、リバスチグミンは貼付剤です。

②認知機能への関与が大きいといわれている、グルタミン酸神経系のNMDA 受容体の調節を行う薬剤：メマンチン塩酸塩。

メマンチン塩酸塩は、グルタミン酸神経系に作用する新たな作用機序を持つために、他の3つの薬剤（アセチルコリンエステラーゼ阻害薬）と併用が可能です。

(2) 副作用

●精神への影響

ドネペジル塩酸塩やリバスチグミンは精神賦活作用が強く、攻撃性・興奮性が高まることがあります。

●食欲の低下

コリンエステラーゼ阻害薬の副作用として、胃腸障害があります。2回程度食事ができなかった場合には､処方変更の提案を検討する必要があります。重症度が高い場合には、服薬を中断することも視野に入れなくてはいけませんが、ドンペリドンの使用も選択肢の1つとなります。また、リバスチグミンは貼付剤であるため消化管障害は比較的少ないとされています。

Point 3 患者さんに必要な情報を正しく伝えよう

A. 飲み忘れへの対処

(1) 服薬を忘れた場合

認知症治療薬を1回程度服薬しなくても、効果には大きく影響しません。大きな問題となるのは、2回分を一度に服用するなどの重複投与があった場合で、そのときには速やかに医療機関に連絡するように指導しましょう。

(2) 患者さん単独での服薬は避ける

認知症の患者さんの場合、服薬に対する意欲があっても、服薬日時が混乱するなどのために、飲み忘れや重複投与してしまう可能性があります。その時にはご家族・介護者が服薬管理を行うように指導しましょう。また、介護者が配偶者の場合、多くは介護者自身も高齢者です。服薬についてわかりやすく説明し、説明の図表・文章などを渡すなどの工夫も必要です。

B. 患者さん・介護者さんに必ず伝えること

認知症患者さんの多くが高齢であることから、多種類の薬を服薬していることや、複数の医療機関を受診することが多々みられます。総合的な薬の管理を行うために、お薬手帳を利用してもらいましょう。

Point 4 患者さんに確認しよう

患者さんの状態の変化によって、服薬している薬剤の副作用が強く現れることがあります。気分の高揚や行動の抑制（過鎮静）等の状態を確認していきましょう。

Point 5 患者さんの質問に正しく答えよう

A. よくある患者さんからの質問

Q1『服薬していても状態が変わりません。飲んでいる意味はあるのでしょうか』

答え：現在使用されている認知症治療薬は、認知症の進行を遅らせることはできるものの、残念ながら劇的な症状改善を望むことはできません。実際に効いているかどうかはっきりしない場合、薬を中断してみるのも1つの方法です。ただし、中断する期間は2～3週間が限度です。それを超えると、再開しても、やめる前の状態には戻らないこともあります。

B. 患者さん・介護者さんに言ってはいけない言葉

患者さんの異常行動は疾患のためである、ということを認識しておくことは重要です。また、介護者（特に肉親）の、“患者さんの尊厳を守りたい”という気持ちを大切にして、態度や言葉遣いにも注意し敬意を払うことは、とても大事なことです。

9.4 睡眠障害

Point 1 疾患・治療の特徴を理解しよう

A. 睡眠障害とは

罹患率は成人の21.4%[1)] で、医療費は5000億円/年以上[2)]、事故などの経済損失は1兆4000億円強/年[2)] ともいわれています。

睡眠障害とは、睡眠が量的にも質的にも障害された状態のことです。“睡眠障害＝不眠症”と考えがちですが、睡眠障害には過眠症や睡眠時無呼吸症候群等の眠り過ぎを示すような病態や、夢遊病など、非常に多くの障害が含まれています。

B. 治療の目的

不眠症治療の目的は当然、よく眠れるようになることと考えられますが、実は“昼寝をし過ぎていて”とか、“実際は十分な時間眠れている”など、仮性不眠症のような患者さんもいます。最初に実際に不眠状態であるかどうかの判別を行いましょう[3)]。次に睡眠環境のチェックをして、改善できる点を指導します。

C. 疾患・治療の特徴

(1) 不眠のタイプ

不眠は、主に3つのタイプに分類することができます[4)]。

①**入眠障害**：入眠に30分～1時間以上かかり、本人がそれを苦痛と感じているもの。

②**中途覚醒**：入眠から起床するまでの間に、何度も目が覚めるもの。

③**熟眠障害**：睡眠が浅く熟眠感が得られない。

④**早朝覚醒**：本人が望む、もしくは通常の起床時間より早く覚醒し、その後、再入眠できなくなるもの。

多くの場合、前記の睡眠障害の4タイプが混在しています（**図 9.10**）。

(2) 過眠症

一方、すでに触れましたが、睡眠障害には過眠症という病態もあります。代表的な2つの疾患について、簡単に説明しましょう。

図 9.10 夜間不眠のタイプ

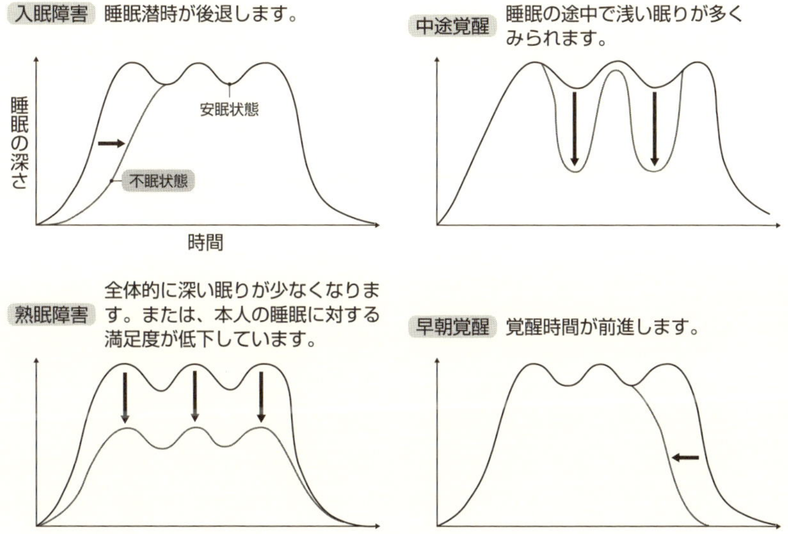
入眠障害
睡眠潜時が後退します。
睡眠の深さ
時間
安眠状態
不眠状態
中途覚醒
睡眠の途中で浅い眠りが多くみられます。
熟眠障害
全体的に深い眠りが少なくなります。または、本人の睡眠に対する満足度が低下しています。
早朝覚醒
覚醒時間が前進します。

（三輪高市、三輪紀代子：処方の教室―不眠―、医薬品の適正使用（不眠治療薬）. レシピ7（2）：135-148、2008）

①ナルコレプシー

罹患率は0.01～0.1%で決して特殊でなく、また良性の疾患です。昼間に眠気が強くなり、危険な作業中や会議などの重要な場面で、通常は眠気が起こらない状況でも居眠り（睡眠発作）が起こるのが特徴です。治療薬として、睡眠発作にはメチルフェニデート塩酸塩、ペモリン、脱力にはクロミプラミン塩酸塩、イミプラミン塩酸塩等が用いられます。

②閉塞性睡眠時無呼吸症候群（obstructive sleep apnea syndrome；OSAS）

寝ている間に、頻回に呼吸が止まってしまう病気です。最近、多くの運転事故や作業ミスなどの原因の1つとして疑われています。罹患率は1%程度ですが、30～60歳の男性では4%、女性では2%と、割合が高くなります[5)]。治療薬としては、呼吸促進のためにアセタゾラミドやプロゲステロンが、睡眠中の筋緊張を強めるために三環系抗うつ薬が用いられることがあります。睡眠薬やアルコールは、無呼吸状態を増悪させるために服用を避けるべきです。

Point 2　お渡しする薬の特徴を知ろう～主作用と副作用

睡眠障害の治療手段の1つに、睡眠薬の使用があげられます。睡眠薬は、その化学構造等により、①バルビツール酸系、②非バルビツール酸系、③ベンゾジアゼピン系、④非ベンゾジアゼピン系の4つに大別されますが、現在は安全性の面から、古典的薬剤である①、②はほとんど使われなくなりました。そこで、ベンゾジアゼピン系および非ベンゾジアゼピン系の睡眠薬を中心に解説していきます。

A. ベンゾジアゼピン系

ベンゾジアゼピン受容体は、神経膜状に存在するクロライドチャンネル上に存在しています。ベンゾジアゼピン受容体作用睡眠薬は、受容体サブタイプの ω_1 もしくは ω_2 受容体に結合し、$GABA_A$ 受容体にアロステリックに作用して Cl イオンチャンネルを開いて、各種の作用を引き起こします[6)]（**図9.11**）。ω_1 受容体は鎮静作用、健忘作用および抗けいれん作用を、ω_2 受容体は抗けいれん作用、抗不安作用、筋弛緩作用や運動障害を起こします[7)]。

ゾルピデム酒石酸塩、ゾピクロン、クアゼパムはベンゾジアゼピン受容体

図 9.11　ベンゾジアゼピン受容体

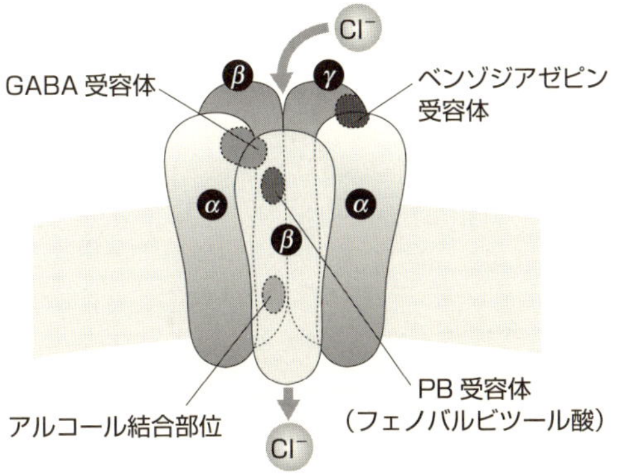

GABA の存在下でベンゾジアゼピン受容体にベンゾジアゼピン系・非ベンゾジアゼピン系睡眠薬が結合すると、Cl イオンチャネルが開き Cl イオンが流入することで、膜の電位差が小さくなり神経興奮が抑制されます。アルコールはベンゾジアゼピン受容体に近い部位に結合するためにベンゾジアゼピン系・非ベンゾジアゼピン系睡眠薬の作用や副作用を増強します。なお、α、β、γ はそれぞれのタンパクユニットを示します。

（三輪高市、三輪紀代子：処方の教室—不眠—、医薬品の適正使用（不眠治療薬）. レシピ 7（2）：135-148、2008）

表 9.3　ベンゾジアゼピン受容体作動睡眠薬の半減期

作用時間タイプ別の睡眠薬の活性体の半減期を列記しました。半減期の長さによって、作用時間タイプは分類されており、不眠のタイプに合わせて処方されます。

作用時間タイプ	一般名［活性体の半減期（hr）］	作用時間タイプ	一般名［活性体の半減期（hr）］
超短時間	ゾルピデム酒石酸塩［2～3］ ゾピクロン［3～4］ トリアゾラム［2～4］	中間	ニメタゼパム［21］ フルニトラゼパム［15～31］ エスタゾラム［24］ ニトラゼパム［21～25］
短時間	リルマザホン塩酸塩水和物［10］ ロルメタゼパム［10］ ブロチゾラム［7］ エチゾラム［6～18］	長時間	ハロキサゾラム［42～123］ フルラゼパム塩酸塩［5～100］ クアゼパム［36～106］

（内田直尚、江藤義典：睡眠障害の薬物療法—睡眠薬の使い方を中心に—. 薬局 53（5）、1691-1698、2002 を参考に著者らが一部改変）

の ω_1 に選択性が高く、ふらつきなどが少ない薬剤だと言われています。

入眠障害に対しては超短～短時間型の睡眠薬が、中途覚醒、熟眠障害や早朝覚醒などには中～長時間型睡眠薬の使用が適しているようです（**表 9.3**）。

B. ベンゾジアゼピン系・非ベンゾジアゼピン系睡眠薬の副作用

ベンゾジアゼピン系・非ベンゾジアゼピン系睡眠薬の代表的な副作用をあ

げます[8)]。

①**持ち越し効果**：睡眠薬による鎮静・催眠・筋弛緩作用が、翌朝以降まで残る状態。中～長時間型の睡眠薬の高用量で起こりやすい副作用です。

②**記憶障害**：トリアゾラムでの報告が多い副作用です。睡眠薬服薬後や中途覚醒時などに、客観的には通常の行動をしていながら、本人の記憶がないことがあり、服薬以後に見られる前向性の記憶障害です。アルコールによって増強されることがあります。

③**反跳現象**：p.239、スキルアップメモを参照

④**奇異反応**：睡眠薬の鎮静効果とは逆に、不安緊張を高めて興奮や攻撃性をもたらすことがあります。高齢者や脳器質性障害が危険因子とされており、アルコールで増強されることがあります。

Point 3 患者さんに必要な情報を正しく伝えよう

A. 患者さん・介護者さんに必ず伝えること

患者さんの不眠の訴えから、追加睡眠薬として超短時間～短時間型の睡眠薬を重ねてしまうことも多いのですが、抗不安薬も含めてベンゾジアゼピン受容体作動薬として、総ジアゼパム等価換算量（各睡眠薬の量をジアゼパムの量に換算して足した総量）が 30 mg を超えないように考えていきましょう。また、環境、体や精神症状の改善に伴って睡眠状態が軽快してきた際には、睡眠薬の減量および中止を医師に提案できるように、睡眠日記等を利用して時間軸を管理していきましょう。

Point 4 患者さんに確認しよう

睡眠薬は、精神的依存の温床になりやすい傾向があります。複数施設から大量に入手して、大量に服薬するケースもありますので、薬剤師は睡眠薬の使用開始もしくは処方変更を検討する前に、患者本人への聞き取りも含めて情報をしっかり入手しましょう。

睡眠薬は、アルコールと作用部位が近く（同じクロライドチャンネル上に存在）、また、アルコールによる代謝への影響などの理由で、併用によって

スキルアップ メモ　睡眠薬は依存性があるか？

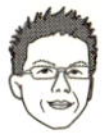

超短〜短時間型睡眠薬は、長期投与（1か月以上）後に短期間で退薬すると、服用以前よりも強い不眠や不安などの、反跳性の不眠や不安が引き起こされることがあります。これを依存とする専門家も多くいます。ただし、この現象は麻薬や覚醒剤における依存とはまったくレベルの違うものですので、患者さんにはその旨について不安を減らすように説明してください。このような症状を起こさないためには、減量・中止の仕方に注意する必要があります（**図 9.12**）。

図 9.12　睡眠薬の減量・中止方法

①漸減法　投与量を徐々に減らす

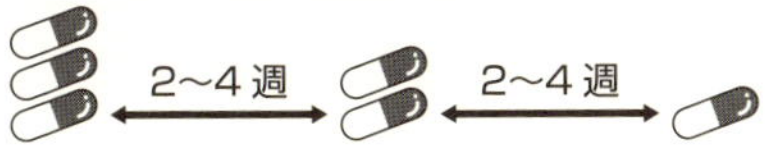

②隔日法　投与間隔を徐々に延ばす

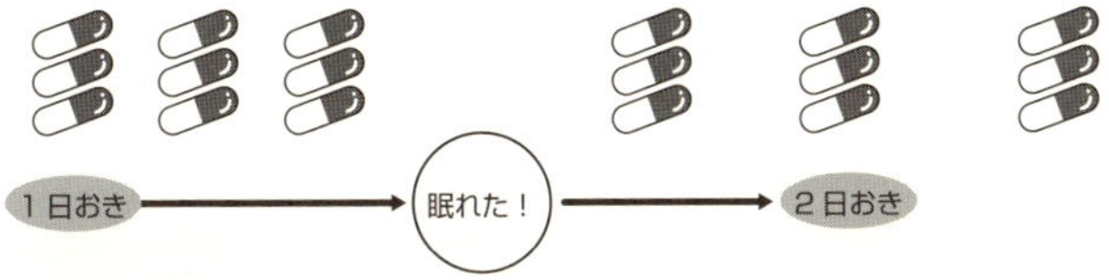

③両方を組み合わせる

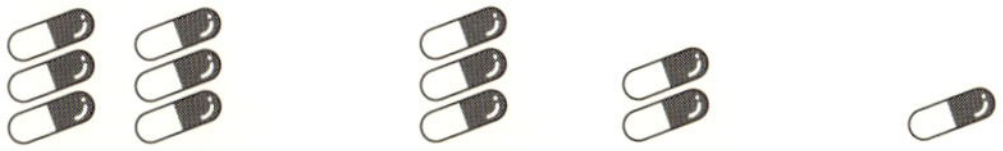

①同じ投与間隔で、時間をかけて投与量を減らす方法
②同じ投与量で、休薬期間を徐々に延ばしていく方法
③投与量を徐々に減らし、同時に投与間隔も延ばしていく方法
((内田直尚、江藤義典：睡眠障害の薬物療法―睡眠薬の使い方を中心に―．薬局 53（5）：1691–1698、2002）から引用・改変）

の作用・副作用の増強がみられます。

Point 5　患者さんの質問に正しく答えよう

A. よくある患者さんからの質問

Q1『睡眠薬を飲んで、認知症にはなりませんか』

答え：睡眠中および中途覚醒した際、目覚めた直後などの記憶が消失することが、まれに副作用として見られるようです。ただし、これは一過性のもので、このことが直接的な原因で認知症になることはありません[9)]。

Q2『睡眠薬の服用を、やめられなくなることはないのでしょうか』

答え：ベンゾジアゼピン受容体作動睡眠薬は耐性ができにくいため、不眠状態が改善されれば服薬を中止することは可能です。ただし、急に服薬量を減らしたり、中止すると、服薬する以前より眠れなくなったり（反跳性不眠）、不安感が強くなったりすることがあります。この副作用が、睡眠薬をやめられないと誤解される原因の1つになっていますが、医師の指示通りに減量・中止をしていけば、そのようなことを避けることができます。

Q3『お酒を飲むのですが、睡眠薬を飲んでいても大丈夫でしょうか』

答え：睡眠薬をお酒と一緒に飲む、もしくはお酒が体に残っている状態で服薬することは、絶対に避けてください。アルコールは、ベンゾジアゼピン受容体作動睡眠薬の作用する場所（受容体）にも作用しますし、また、睡眠薬の分解（代謝）を遅らせて、作用を増強することが知られています。

[鈴鹿医療科学大学　薬学部　教授　三輪高市]

引用・参考文献

1) Kim K. et al., An epidemiological study of insomnia among the Japanese general population. Sleep 23 : 41–47, 2000
2) 碓井　章、睡眠障害の社会的・経済的問題―疫学的問題から経済的損失まで―、薬局 53（5）: 1675–1679、2002
3) 三輪高市、薬効モニタリングの実践―睡眠障害―、薬局 62（9）: 3119–3124、2011
4) 内山　真（睡眠障害の診断・治療ガイドライン研究会）、睡眠薬の対応と治療ガイドライン、じほう社、東京、2002
5) 清水徹男編著、睡眠障害治療のあらたなストラテジー 11–12、先端医学社、東京、2006
6) 仙波純一訳、Stephen M. Stahl 著、精神薬理学エッセンシャルズ第2版、メディカル・サイエンス・インターナショナル、東京、289–324、2004
7) 村崎光邦、Zolpidem の基礎と臨床. 臨床精神薬理 4 : 147–169、2001
8) 杉山健志 他、睡眠薬の副作用. 臨床精神薬理 1（9）: 941–945、1998
9) 稲田　健 他、薬物による痴呆 抗不安薬. 日本臨床 62（1）: 461–465、2004

索引

〈欧文〉

〈和文〉

《あ行》

《か行》

《ま行》

《や行》

《ら行》

編著者紹介

大井　一弥

1986年　城西大学薬学部薬学科卒業
現　在　鈴鹿医療科学大学薬学部
　　　　病態・治療学分野 臨床薬理学研究室　教授
　　　　博士（薬学）
　　　　Infection Control Doctor
　　　　日本医療薬学会認定・指導薬剤師

NDC491　　255p　　21cm

スタートアップ服薬指導

2012年　5月25日　第1刷発行
2021年　7月27日　第6刷発行

編著者　大井　一弥
発行者　髙橋明男
発行所　株式会社　講談社
　〒112-8001　東京都文京区音羽2-12-21
　　販　売　(03) 5395-4415
　　業　務　(03) 5395-3615
編　集　株式会社　講談社サイエンティフィク
　代表　堀越俊一
　〒162-0825　東京都新宿区神楽坂2-14　ノービィビル
　　編　集　(03) 3235-3701
印刷所　株式会社双文社印刷
製本所　株式会社国宝社

落丁本･乱丁本は，購入書店名を明記のうえ，講談社業務宛にお送り下さい．送料小社負担にてお取替えします．
なお，この本の内容についてのお問い合わせは講談社サイエンティフィク宛にお願いいたします．
定価はカバーに表示してあります．

Printed in Japan

ISBN978-4-06-156300-1